QUELQUES NOTES

SUR LES

MALADIES DU CŒUR

DES SIGNES

DE L'ANÉVRYSME DE L'AORTE

Par le Dr L'HUILLIER

ANCIEN INTERNE DE LA FACULTÉ DE MÉDECINE DE STRASBOURG
MEMBRE DE PLUSIEURS SOCIÉTÉS SAVANTES NATIONALES ET ÉTRANGÈRES

> ÉRASISTRATE. La nature veut que, dans de certains temps, les hommes se succèdent les uns aux autres par le moyen de la mort; il leur est permis de se défendre contre elle jusqu'à un certain point; mais passé cela, on ne prendra pas la nature pour dupe, on mourra comme à l'ordinaire.
>
> HERVÉ. Il serait étrange qu'en connaissant mieux l'homme, on ne le guérît pas mieux. A ce compte, il vaudrait mieux laisser là tout.
>
> (*Dialogues des morts*, V.)

NANCY
IMPRIMERIE BERGER-LEVRAULT ET Cie
11, RUE JEAN-LAMOUR, 11

1883

QUELQUES NOTES

SUR LES

MALADIES DU CŒUR

DES SIGNES

DE L'ANÉVRYSME DE L'AORTE

Par le Dr L'HUILLIER

ANCIEN INTERNE DE LA FACULTÉ DE [illegible]
ET DE PLUSIEURS SOCIÉTÉS SAVANTES NATIONALES ET ÉTRANGÈRES

[illegible]

NANCY

IMPRIMERIE BERGER-LEVRAULT ET Cie

11, RUE JEAN-LAMOUR, 11

1883

QUELQUES NOTES

SUR LES

MALADIES DU CŒUR

I.

La sonorité musicale du cœur, produite par ses valvules, est une sorte de principe fondamental, un axiome, source des déductions physiologiques et pathologiques les plus importantes. « Il en ressortira, disait le regretté professeur Schutzenberger, la solution de plus d'un problème posé par la clinique. » Le Dr Vitz, de Lille, rendant compte de notre travail sur l'application de l'acoustique à l'étude des maladies du cœur, concluait ainsi : Il a 26 observations pour lui. Mais nous n'en avons pas 26, nous en avons mille. Nous en avons autant qu'il peut survenir d'altérations dans la composition du cœur avant l'apparition du bruit de souffle. Le bruit de souffle n'est que l'expression sonore d'une projection, hors de sa ligne physiologique, d'une portion de l'ondée sanguine en mouvement (1). Mais ne dissertons pas, donnons des faits pris au vol, il y en a tant, quand on veut les saisir.

Obs. I. — Julie M., 24 ans, servante, grosse et grande, bien développée ; un peu bouffie, bien réglée depuis quelque temps, m'est amenée par sa dame, le 8 décembre 1881.

Depuis deux mois environ, elle perd insensiblement sa santé. Très-impressionnable, elle ne peut entendre parler d'une maladie sans se croire menacée de son atteinte. Elle a l'appétit bizarre ; elle mange

(1) Déja on commence à se servir de l'expression « bruit de souffle en jet de vapeur », qui peint d'un trait juste le phénomène physique.

beaucoup, ou peu ou pas et à des heures indues. Sa maîtresse s'étonne parfois de ses exigences et de ses tournures d'esprit. L'ayant eue, deux ans auparavant, à son service, elle n'avait pas observé ces bizarreries, mais au contraire les allures les plus naturelles et les plus satisfaisantes. Julie M. l'avait quittée pour devenir servante dans une petite ville ; elle changea deux fois de place et fut exposée, dit-elle, à de violentes émotions ; elle revint enfin dans sa première condition au mois de juin dernier.

Actuellement : douleurs vagues dans la région du cœur, ou plutôt dans la partie antérieure gauche du thorax ; toux passagère, parfois de l'essoufflement, des battements de cœur, enfin une sensation d'âpreté pharyngienne mal expliquée : c'est quelque chose, dit-elle, qui remonte, qui voudrait sortir ; c'est comme un nœud, elle suppose des vers, etc.

Langue chargée, pouls a 90, résistant, régulier, assez ample. Pâleur du visage, qui à la moindre émotion se colore vivement. Elle a le cou assez développé, mais en rapport avec sa taille. Il n'y paraît rien d'extraordinaire de prime abord.

Quelques râles sibilants à la région sous-claviculaire droite ; derrière l'omoplate du même côté, expiration un peu dure. Poumon gauche en bon état.

La région du cœur offre beaucoup de matité, surtout en largeur ; les bruits de cet organe résonnent dans une grande étendue (20 centimètres de rayon). Ils ne soulèvent ni la main, ni l'oreille. La sonorité du cœur droit occupe le plus grand espace, le premier bruit assez aigu, le second au-dessous, large et fortement claqué. En dehors de la mamelle seulement, on entend les bruits du cœur gauche, le premier un peu sonore, le second sec ; tous les deux obscurs et moins bien frappés que les premiers. Rien à noter pour la cavité abdominale ; seulement des selles difficiles.

Aucun bruit carotidien ni sus-claviculaire.

La peau paraît sensiblement plus chaude qu'à l'état normal ; la voix est naturelle. Je dis à la dame qu'il y a là une dilatation du cœur évidente, irrécusable, avec une altération légère des valvules. Quant à la sensation dans la gorge, elle peut tenir à plusieurs causes qui se révéleront insensiblement (vermifuges, vésicatoires répétés).

27 décembre. — Les bruits du cœur gauche s'entendent mieux : ils ont plus de champ ; ceux du droit en ont moins. Matité moindre. Elle se plaint davantage de la gorge, mais n'explique jamais bien la sensation qu'elle éprouve.

Elle a dans le regard une expression étrange et que je suppose lui être particulière : c'est une sorte de fixité de la prunelle devenue plus saillante.

Prescription : vomitif qu'elle ne prend pas.

20 janvier 1882. — Se plaint d'avoir une grosse gorge qui lui pousse. En effet, la région thyroïdienne est empâtée et bouffie du côté droit de la glande augmentée de volume. La langue est chargée et râpeuse. Second bruit du cœur droit plus dur, à timbre ligneux. La valvule s'altère évidemment, ses vibrations ne sont pas uniformes, sa note semble se dédoubler. (Frictions iodées. Iodure de potassium en potion.)

Nous pensons au goître exophthalmique mais vaguement, ne voulant pas y croire sans motifs suffisamment expressifs.

Ayant lu, quelque temps après, dans les leçons cliniques du professeur Potain (1) qu'un des premiers signes du goître exophthalmique est la saillie des prunelles, hors de la courbe palpébrale, je me crus en droit de regarder cette jeune fille comme atteinte de cette affection. Son regard avait attiré l'attention de sa maîtresse qui le trouvait changé ; ce n'était donc point une conformation naturelle mais accidentelle. Les battements de la carotide et dans la glande manquaient.

12 mars. — A peu près le même état. Le goître n'augmente pas.

Revenue consulter le 15 avril. État général amélioré. Le cœur seul présente toujours quelque chose de malade, quoiqu'à un degré moindre. Le toucher vaginal fait reconnaître une muqueuse chargée de granulations; le col utérin mou, avec une légère excroissance polypeuse. Nous nous doutions de quelque chose de ce genre.

Le début relativement récent de cette affection relève l'importance de ces détails, au point de vue, surtout, de la nature si contestée de la maladie. Voilà la perversion du caractère, les bizarreries d'appétit, les dérangements de sommeil, la toux, la dyspnée, les palpitations notés par les auteurs comme les symptômes les plus constants du début dans l'exophthalmie, et comme point de départ des émotions morales. Parmi ces symptômes, l'altération des bruits cardiaques et les douleurs qui les accompagnent viennent en première ligne; ils semblent même dominer tous les autres. Ainsi se trouve justifiée l'opinion de Graves admise par Aran et par Stokes, qui met sous la dépendance de la maladie du cœur le goître vasculaire et ses conséquences. Quel que soit l'élément initial, secret d'une maladie, il faut bien s'en référer, pour la dépeindre, à ses manifestations organiques les plus proches et les plus considérables.

Or, la bouffissure de la gorge ne fait que surgir dans le cours de la maladie, comme une sorte d'épiphénomène qui ne prend pas, par son développement, l'importance qu'on lui attribue généralement dans l'exophthalmie. Avant l'apparition de cet épiphénomène,

(1) *Semaine médicale* 26 janvier 1882.

la maladie est faite. Ce n'est que vers la fin de janvier que la jeune fille s'aperçoit d'une bouffissure à la région thyroïdienne. Cette bouffissure, quel que soit son volume, est-elle en droit de donner une dénomination à une maladie qui n'est encore qu'un syndrome; maladie dont le caractère le plus marqué est un trouble dans le système valvulaire et le centre circulatoire. C'est en effet à cette constatation qu'ont abouti les recherches de tous les auteurs, parmi lesquels nous citerons encore Beau et Luton. Notre observation demeure une nouvelle preuve à l'appui. Espérons que le dernier mot ne restera pas à nos adversaires, s'il en existe.

La prescription du 27 décembre pourrait, à bon droit, étonner certains thérapeutistes. A quoi bon un vomitif? Le demi-succès que nous avions obtenu quelque temps auparavant et que nous relatons à la suite, semblait nous autoriser à le prescrire. Qu'on en juge.

Obs. II. — Mlle X., lingère, bien réglée, blonde, un peu petite mais forte, assez pâle toujours, s'est crue poitrinaire il y a cinq ans; elle a pris de l'huile de foie de morue pendant quelques mois. Bien portante depuis cette époque, elle vient consulter parce qu'elle a mal dans le dos, surtout a gauche. Elle monte beaucoup d'étages et déploie un travail aussi actif qu'empressé. Elle n'éprouve qu'un essoufflement léger; ce qui la préoccupe, c'est le mal de dos, suite de fatigue. Bon appétit et bon sommeil.

3 décembre. — Pouls régulier, faible, un peu allongé; langue passable, expression de fatigue dans les yeux.

La matité cardiaque est très-développée dans le sens latéral, de même les bruits du cœur droit. Rappelons-nous que ces derniers ne se présentent à l'oreille que dans des cas de maladies du cœur encore obscures et mal déterminées, principalement dans les dilatations actives ou passives; qu'ils sont à rhythme renversé, c'est-a-dire la note systolique plus haute, la note artérielle plus grave, un peu plus aussi que la note sigmoïde gauche, ce qui s'explique par la dimension de son aire orificielle un peu plus large que celle de l'aorte. Rappelons encore que d'ordinaire ces mêmes bruits du ventricule à sang noir sont confinés, quand on les perçoit, dans un espace assez restreint.

Or, dans le cas présent, ils viennent parfois se mélanger, sous l'oreille, a ceux du cœur gauche et prendre leur place suivant les mouvements plus ou moins irréguliers de la contraction cardiaque. Les notes du cœur gauche sont de *mi* à *sol* et données avec assez de justesse; il est donc bien facile d'en faire la distinction.

Le stéthoscope perçoit, au-dessus de la clavicule gauche, un bruissement continu (bruit de rouet), mais avec ronflement pendant les mouvements de l'inspiration pulmonaire ou de la pulsation carotidienne.

19 décembre. — Il est survenu depuis hier de la toux avec fièvre et un peu de laryngite. Les personnes affectées de maladie du cœur droit sont plus exposées que les autres aux dérangements laryngiens. Les deux notes sigmoïdes nous paraissent moins pures; elles sont plus sèches, elles se ressemblent presque. Langue chargée, soif, pouls à 95; exagération inspiratoire sous la clavicule.

20 décembre. — Fièvre et toux très-intenses, pouls à 120, peau très-chaude. Douleur lancinante vive qui va de la clavicule droite au rebord costal du même côté; céphalalgie fatigante. Râles sibilants et ronflants dans toute l'étendue de la poitrine.

Prend chaque heure des pastilles de kermès. Vers 3 heures du soir, vomissements abondants, d'abord alimentaires, puis glaireux, qui durent jusqu'à 10 heures et sont suivis de selles bilieuses. Sommeil très-agité, puis journée du lendemain meilleure.

22 décembre. — A peu près guérie, pouls à 80, appétit; râles disparus, laissant un peu de rudesse dans les bruits de la respiration.

La matité de la région du cœur, beaucoup diminuée, n'existe plus qu'autour du sein gauche, surtout en dessous et en dehors. Comme conséquence, la sonorité du cœur droit ne s'entend que dans un espace très-restreint.

La note sigmoïde gauche se propage en haut jusqu'au premier espace intercostal, et se répète dans la carotide droite, avec son timbre légèrement altéré mais paraissant plus sourd. Ce renforcement de gravité n'est qu'une apparence : la note dans tout le trajet de sa propagation reste la même; il n'y a pas d'abaissement de hauteur. Cela tient à un phénomène d'acoustique démontré par Georges Quéneville, dans une thèse pour le doctorat ès sciences physiques (1879). « La hauteur du son s'élève dès que diminue la distance qui sépare le corps sonore de l'observateur; elle diminue dans le cas contraire, mais au fond c'est une apparence, un genre de sensation spéciale, puisque, par hypothèse, le même corps sonore ne cesse d'effectuer le même nombre de vibrations par seconde. » Il est un autre fait de physique que nous signalons en même temps, parce qu'il a quelque rapport, eu égard à la pathologie des vaisseaux, avec celui qui précède. Le son perd d'autant plus vite son intensité que le tuyau qui le transmet est plus étroit. Les différents degrés d'acuité ou de gravité n'y font rien.

Le bruissement sus-claviculaire persiste, mais sensiblement affaibli, l'impulsion du cœur étant plus faible.

10 février 1882. — Revient se plaindre du dos.

Pouls sans force. La dilatation du cœur droit n'a pas continué son mouvement de rétraction. La note sigmoïde droite n'a plus son exagération de timbre, mais elle manque de justesse Le premier bruit du cœur gauche (*mi*) est accompagné d'une sensation de froissement qui nous fait supposer un commencement d'hypertrophie du muscle (1). Encore quelques mois et les altérations seront plus manifestes, encore un laps de temps plus ou moins long et le souffle apparaîtra, comme nous en avons de nombreux exemples. Alors cette fois, et malheureusement trop tard, on reconnaîtra la maladie du cœur. Peut-être serait-elle le thème de nombreuses disquisitions, mais qui n'aboutiront à rien de positif ni d'efficace, tant qu'on persistera à ne pas tenir compte des altérations originelles.

Dans cette observation il y a à remarquer l'influence, passagère il est vrai, des vomissements sur l'état du cœur. C'est une indication à suivre avec les ménagements que comporte la situation. Eût-il été efficace d'y revenir plusieurs fois? C'est assez probable. Il fallait oser. Un autre point, c'est l'extension de la sonorité du cœur droit vers le cœur gauche, sur lequel elle anticipait parfois dans un large rayon, suivant l'irrégularité de la contraction cardiaque. Nous donnons plus loin, de ce fait, un exemple remarquable. Quant au murmure veineux, bruit de diable ou de rouet, il est dû certainement, comme le reconnaît Vernois, et d'autres avec lui, à ce que la masse du sang est moindre et qu'elle est plus hydratée. Mais cette cause n'est-elle pas une cause seconde? La jeune fille est toujours pâle, il est vrai, mais il n'y a chez elle ni palpitations, ni essoufflement, ni diminution de forces; elle monte les escaliers avec une activité sans pareille et sans avoir jamais besoin de relâche. J'ai mal dans le dos, dit-elle, depuis bien longtemps, et elle présente en même temps une altération des bruits du cœur. Ce n'est donc pas là de la chlorose dans le sens propre du mot, et c'en est le signe cependant. La chlorose et l'anémie sont plus souvent un état consécutif qu'un état essentiel; on n'y prend pas assez garde.

On semblerait croire qu'il n'y a pas de maladie plus facile à connaître, à définir et à guérir, et c'est le contraire que les faits bien observés tendraient à faire prévaloir. On le sait bien, beaucoup de chloroses résistent aux ferrugineux les plus variés. Cette variabilité incessante dans les préparations du fer est elle-même un indice des déconvenues de la puissance médicatrice. C'est que

(1) Nous donnons à la malade un autoscope, en lui indiquant la manière de s'en servir et le lui faisant appliquer tour à tour près du bord sternal gauche et sous le sein du même côté. Elle est enchantée de l'expérience. « C'est admirable! s'écrie-t-elle, comme on entend bien! » — « Trouvez-vous une ressemblance à chaque endroit? » — « Non, il y a une différence; je ne puis dire laquelle. »

nous ne cherchons pas assez dans l'évolution des faits physiques et moraux, certaines causes enracinées dans le *modus vivendi;* tant elles durent, tant dure la maladie.

« Que faites-vous des chloroses qui se guérissent en quinze jours? » me demandait un confrère, très-honorable membre d'une société savante. Je ne m'en occupe pas, répondis-je. C'est-à-dire je les accepte, heureux de savoir qu'il y en a, mais je me préoccupe surtout de celles qui ne se guérissent pas si heureusement, afin d'en chercher le pourquoi (1). Ce pourquoi ne se trouverait-il pas dans des accidents lointains, spécialement dans la mauvaise fonction d'un cœur malade? Nous avons déjà posé cette question (2), mais on n'y a pas répondu. Nous avouons qu'on n'est pas forcé de croire le premier venu, mais à force de l'entendre crier, encore est-il besoin de s'assurer si, par aventure, il n'aurait pas raison.

Voici encore un nouveau fait (combien de semblables!) qui rentre dans la catégorie des chloroses douteuses.

Obs. III. — Marie L., 20 ans, servante, a avalé pendant son dîner un petit os.

Elle souffre au creux de l'épigastre, qui est douloureux à la pression; nous auscultons la région cardiaque. Le cœur droit est silencieux. Le premier bruit du cœur gauche est sourd, incomplet, mal frappé; quelquefois il manque presque (3). Le second au-dessus, plus net, plus fort et plus long, a un timbre altéré; il ne donne pas une note juste, entre le *fa* et le *sol* (epaississement valvulaire).

Dans la région du cou, du côté droit, le stéthoscope produit un murmure veineux continu, avec bruit de sifflet, suivant la pression avec laquelle il est appliqué. Les gencives sont rouges et turgescentes. Le

(1) Dans la chlorose, comme dans l'anemie, remédier a l'element aglobulie ou anemie n'est pas toujours la seule indication qui se presente. Dans l'un et l'autre cas, il peut se presenter d'autres elements, tels que des causes physiques ou morales, organiques ou fonctionnelles, auxquelles il est necessaire d'obvier, ce qui explique l'insuffisance des ferrugineux dans certains cas. Il existe presque toujours des elements symptomatiques conjoints, qui, chacun a part, peuvent reclamer des moyens particuliers. Ce sont la, certes, des preceptes bien vulgaires; comment se fait-il que les praticiens les perdent si souvent de vue? (Forget, *Principes de thérapeutique*.)

(2) *Application des lois de l'acoustique à l'étude des maladies du cœur.* Berger-Levrault

(3) « Les chlorotiques ont toujours du pouls veineux. Mon ami, M. Parrot, a même pensé que cela demontrait chez ces malades l'existence constante d'une insuffisance tricuspidienne. » Ces paroles de M. le professeur Potain (*Semaine medicale*) ne confirment-elles pas deja notre opinion sur la frequence des cardiopathies dans la chlorose?

pouls est, comme le cœur, paisible et sans vigueur. Menstrues régulières. Quel nom donnerons-nous à cet état ? Oserait-on affirmer qu'une préparation ferrugineuse quelconque le modifiera avec succès dans quinze jours ?

Ce n'est pas notre avis.

Entrons dans un autre ordre de faits.

Ce que nous voudrions démontrer par les observations qui suivent (et combien d'autres n'avons-nous pas !), c'est que la maladie du cœur reste méconnue dans ses éléments primitifs ; qu'elle a une période de préparation, de formation, devant laquelle on reste inattentif. On veut bien quelquefois s'en douter pour ne pas laisser voir son jugement en défaut, mais les expressions dont on se sert, bien que voilant notre ignorance, ne servent qu'à la confirmer par un honnête euphémisme. Il y a là, dit-on, une maladie latente du cœur. Ceci fait honneur à notre perspicacité, mais en somme nous ignorons ce dont il s'agit, puisque le mot *latent* s'applique à une chose cachée. Eh bien ! elle est révélée cette inconnue, l'étude musicale de la sonorité du cœur la met facilement au jour par une analyse d'un positivisme irréfragable. Cette étude est aux maladies du cœur ce que l'ophthalmoscope est aux maladies des yeux. Malheur à ceux qui ne voient encore dans la cardiopathie qu'une affection avec souffle obligatoire, parce que c'est un arrêt dans le développement scientifique, dût-on revêtir ce souffle des ingéniosités les plus subtiles et les plus brillantes ! Ces retardataires ont contre eux l'anatomie pathologique (1), la physique, la physiologie et surtout ce nécrologe qui ne ment jamais. Il a pour lui ce que l'on nomme l'éloquence des chiffres.

Obs. IV. — Enfant de 5 ans, très-bien portant il y a six jours ; sujet aux dérangements intestinaux, ayant eu la jaunisse en août dernier, il est pris d'une toux rauque, avec extinction de voix et envies de vomir de temps à autre.

19 novembre 1880 — Peau chaude, pouls 110, inégal ; langue chargée. Il ne garde pas le lit, mais se recouche souvent après avoir essayé de jouer Face pâle, yeux bouffis, urines albumineuses, grande soif. L'auscultation des poumons n'offre rien qu'une rudesse respiratoire

(1) Nous parlons ici de l'anatomie pathologique du début, car lorsque la mort survient, les lésions de tissus et de conformation se sont tellement multipliées, qu'elles se prêtent à toutes les justifications de diagnostic Pour les lésions primitives, voir *Nouveau Dictionnaire,* page 261, tome XIII, puis page 263, lignes 25 à 30

très-prononcée à la partie postérieure. Cette rudesse ne suffit pas pour justifier l'état fébrile.

La main sur la région mammaire perçoit facilement le travail du cœur, accompagné, comme signe saillant, d'oscillations vibratoires vers la base de l'organe.

Les sons valvulaires sont dans les graves, avec un timbre métallique très-prononcé. Le second s'entend dans un grand rayon, le premier dans un espace très-restreint; il est plus court et plus faible. La matité cardiaque a beaucoup d'étendue, surtout vers le mamelon.

Pour nous, c'est une maladie du cœur, pas autre chose. La laryngite n'est qu'un accident, un épiphénomène, si l'on veut. La toux, la voix enrouée, la rudesse respiratoire, ne sont qu'un effet.

Entre la contraction du moteur central de la circulation et les divers affluents de cette circulation, il existe une loi de proportionnalité mathématique d'une certaine rigueur. Les infractions à cette loi plus ou moins brusques, plus ou moins violentes, réagissent sur certains organes, prédisposés déjà, et y jettent le trouble. Il n'y a rien du côté de l'abdomen. Cataplasmes laudanisés sur la poitrine. 12 gouttes de teinture de scille.

20 novembre. — Pouls à 100, oscillations vibratoires moins étendues, bruit systolique mal frappé, un *ré* étouffé, comme le son d'un tambour revêtu de drap (c'est le père qui a trouvé cette comparaison qui ne manquait pas de vérité).

Le bruit diastolique (un *fa*) se propage moins. Même traitement.

22 novembre. — Les bruits sont mieux frappés et remontent; toux disparue, appetit.

25 novembre. — Plus d'oscillations vibratoires, note mitrale un *fa*, note sigmoïde un *la*. Pouls égal, 90 pulsations.

Le 20 juin suivant, nous l'auscultons par curiosité. Les notes sont à peu près ce qu'elles étaient le 25 novembre, seulement plus nettes et mieux frappées.

Le 2 décembre 1881, il retombe malade.

Fièvre intense. Douleur dans la région mammaire gauche; il suppose avoir reçu un coup d'un de ses camarades d'école. Les bruits du cœur sont à peu près comme précédemment.

4 décembre. — Les genoux se tuméfient puis s'endolorient; la douleur passe à l'articulation tibio-tarsienne droite, puis à la gauche.

Tisane avec salicylate de soude, $1^{gr},50$

12 décembre. — Guérison. Le cœur n'est donc pas toujours malade à la suite de rhumatisme articulaire, mais son affection peut précéder le développement de celui-ci. Elle est souvent en puissance sans être en acte, et reparaîtra à un moment inattendu. C'est pourquoi il ne faut pas trop inférer des accidents rhumatismaux pour affirmer ou nier l'existence d'une maladie du cœur.

Le 6 mars 1882, après, des courses au grand soleil, il ne peut se lever; il a une toux rare et sèche, refuse tout aliment et ne désire que de l'eau fraîche qu'il absorbe à volonté. Se plaint surtout d'une grande céphalalgie.

Visage coloré, yeux abattus, regard brillant, langue chargée. Pouls 130, petit, inégal, facilement dépressible. Il respire mal, la respiration est lente et haute. On craint une fièvre cérébrale. Je ne partage pas cette apprehension.

Grande rudesse des bruits respiratoires en avant et principalement en arrière; à droite, à la base, quelques râles muqueux sourds, choc du cœur très-développé surtout à la pointe; ce choc est multiplié mais sans oscillations. Ses bruits s'entendent jusqu'a la ligne axillaire droite. Le premier est très-aigu, le second sourd. Le temps de silence est comme supprimé; il en résulte que, à cause de cette vitesse de mouvement, l'oreille démêle difficilement l'origine de chaque note, et comme la diastolique est, suivant la règle, plus élevée que l'autre, on pouvait s'y tromper.

7 mars. — Mieux : céphalalgie dissipée, respiration meilleure. Le premier bruit du cœur, qui nous inquiétait, nous tire d'incertitude par son genre de vibration ; sous l'oreille, à chaque instant, il change sa note qui se rapproche de la seconde ; il la modifie en lui faisant faire une demi-note en moins ou une en plus, au-dessous, de sorte que les deux notes systoliques et diastoliques, dans un instant très-rapide, sont frappées presque de la même manière, avec une certaine variation à chaque temps. Mais ce phénomène est si rapide, si irrégulier, que le son ne peut être mesuré, ce qui eût été bien important. Nous n'avons jamais entendu cela à un tel point, et nous sommes heureux de l'avoir observé. Ce phénomène tient sans doute à un état spécial de contraction cardiaque irrégulière et exagérée. Ne peut-il pas survenir dans un état de congestion de l'organe, excité par un excès de sensibilité, une sorte de crispation de l'orifice mitral et de son anneau valvulaire ? Nous avons déjà noté cet état sous le nom d'affection mitrale. (*Application des lois de l'acoustique, etc.*)

9 mars. — L'enfant reprend ses jeux. Pouls à 100, pas d'appetit, bruits respiratoires moins rudes.

On sent battre la pointe du cœur dans un espace moindre; cette pulsation a quelque chose de légèrement vibratoire; ses bruits sont revenus à un état plus régulier, le premier grave, le second plus élevé; le premier un *mi* sourd, le deuxième entre le *fa* et le *sol.*

11 mars. — Mieux encore ; les sons du cœur mieux frappés et un peu plus clairs. Vers le milieu du sternum et comme dans le lointain, on entend, pour la première fois, les bruits du cœur droit, mais faibles et courts.

Le frère de cet enfant, un peu plus âgé, avait déjà présenté une indisposition à peu près semblable à cette dernière. J'y constatai ce que l'on doit réellement appeler la confusion des bruits du cœur. Voici quelques détails.

10 juin 1881. — Céphalalgie, yeux brillants, expression d'abattement et de langueur générale ; pouls inégal, 120, sans résistance ; langue blanche, soif grande, constipation. Douleurs a l'épigastre; palpation de l'abdomen non douloureuse. Alternatives de chaud et de froid ; besoin de rester coucher.

Toux légère et sèche. L'auscultation des poumons ne fait reconnaître qu'une exagération respiratoire à gauche, en arrière et en bas. Le père craint une fièvre typhoïde; je le rassure de ce côté. La contraction du cœur est très-active a la main, mais ne donne pas d'oscillations vibratoires ; à l'auscultation : des bruits vifs et précipités, une confusion de sons inexprimables, un mélange de sons élevés et de sons graves, se précipitant sans ordre, avec un certain tumulte discordant.

Après beaucoup d'attention pour saisir chaque son à part et à sa place, nous reconnûmes les bruits du cœur droit en portant l'oreille plus sur le sternum, et les bruits du cœur gauche en écoutant vers la pointe. C'était en grand ce que nous offrit en petit l'auscultation dans l'une des observations précédentes. Lorsqu'il n'y a que les deux bruits ordinaires du cœur, leur précipitation et leur irrégularité ne constituent pas une confusion, un mélange. Car ils se suivent toujours avec un certain degré d'exactitude, l'un ne peut jamais remplacer l'autre. Cela n'est donc possible que si les deux notes des deux cœurs viennent a se produire et s'étendre hors de leur région, parce qu'alors on peut prendre les unes pour les autres et même les dénoter avec une certaine difficulté dans le tumulte qui se fait Telle est la confusion des bruits du cœur signalée par quelques pathologistes, sans qu'ils aient bien cherché à la définir et à l'expliquer. Or, elle ne peut être que cela ou elle n'existe pas. On entend par confusion le mélange de plusieurs choses dissemblables, sans régularité, sans ordre et avec discordance.

11 juin. — A peu près même état.

12 juin. — Cœur plus calme : la confusion des bruits tend à disparaître.

14 juin. — Les bruits ne se mélangent plus; ils ont une région propre; avant ma visite, le père de l'enfant avait constaté, en auscultant, une différence de rhythme pour les sons donnés par chaque cœur : ceux du droit de haut en bas, *do* ou *si* à *la* au-dessous, et ceux de gauche, de *mi* à *sol* au-dessus, formant la tierce comme toujours.

Ainsi, voilà un profane qui trouve ce que les médecins n'osent pas chercher, effrayés qu'ils sont par le mot de diapason. Mais le diapason n'a fait reconnaître que des signes qui tomberont dans le domaine commun et seront perçus sans recourir à son emploi. En général, on pourra toujours bien distinguer un son grave d'un son clair, un son prolongé d'un son court et sec (1). Eh bien! ces désignations expriment des états spéciaux produits par la maladie du cœur, de même que les rhythmes à notes de bas en haut ou de haut en bas dont il est très-facile de constater l'existence.

Cette manière de considérer les bruits du cœur en notant chacune de leurs expressions positives et mathématiques, ces différents accents de la gamme formant une tierce, quelquefois une quarte, rarement une quinte, etc., sont pour les médecins une sorte de langage hiéroglyphique bon, tout au plus, à occuper un moment les amateurs de curiosités physiologiques, et encore. C'est une étrange erreur, et l'on peut y répondre en affirmant, à haute voix, que l'on ne connaîtra jamais le cœur si l'on reste sourd à son langage. Il ne faut pas longtemps pour le déchiffrer : quelques expériences quotidiennes, puis l'habitude en allant d'abord du simple au composé, du plus facile au difficile, suffiront avec un peu de bonne volonté. Alors de vives lumières éclatent à chaque pas, faisant du jour sur les questions les plus obscures qu'elles pénètrent et développent; rien n'y échappe, on a comme dans un tableau, tracé d'une main sûre, l'état sain ou malade du centre circulatoire. Ce qui paraissait stérile devient d'une fécondité inexprimable. On est sur le terrain du véritable positivisme scientifique si réclamé toujours, mais dédaigné si souvent.

(1) Une des preuves à l'appui de ce que nous avançons se trouve dans les paroles suivantes de M. le professeur Potain; a propos de l'insuffisance tricuspide, il s'exprime ainsi :

« Les caractères du bruit de l'insuffisance ne sont pas toujours identiques à eux-mêmes.... Aigu, presque sibilant dans quelques cas, il est grave et ronflant dans d'autres circonstances Je presume qu'il est aigu lorsque la communication auriculo-ventriculaire est étroite et qu'il devient grave et ronflant lorsque l'insuffisance augmente.... M Franck, grâce a un appareil ingenieux et delicat, a pu sectionner chez des chiens les tendons valvulaires et tricuspides ..

« Il a pu constater qu'au fur et a mesure qu'il coupait un plus grand nombre de tendons, les bruits anormaux changeaient de caractere : aigus au debut, ils devenaient graves lorsque l'insuffisance grandissait. » (*Semaine medicale,* 20 juillet 1882) Eh bien, disons-nous autre chose depuis des années quand nous cherchons à appeler l'attention des savants sur les résultats de l'auscultation musicale du cœur? Cette experimentation brutale justifierait notre procédé s'il avait besoin de l'être.

II.

Nous admirons toujours la sagacité, le bon sens et la franchise de Monneret, en même temps que son esprit d'intuition, lorsqu'au milieu des joutes qui faisaient de la pathologie cardiaque une arène ardente et passionnée, il semblait se retirer sous sa tente, s'étonnant que tant de médecins « se crussent obligés de mettre dans leurs têtes toutes les rêveries qu'on a décorées du nom de signes diagnostiques des maladies du cœur. Puissent-ils renoncer, ajoute-t-il, aux théories subtiles et revenir à la simple observation de la nature ! »

Il est de fait qu'il avait entrevu, avec bien d'autres sans doute et des plus illustres, ne s'occupant que de l'efficacité des manœuvres cliniques, il avait entrevu les deux faits principaux et essentiels de la maladie du cœur, dans beaucoup de pages de son traité, sont répandues les remarques et les affirmations les plus judicieuses.

Il n'existe qu'un seul bruit hydraulique, dit-il (t. I, page 226), comme il n'existe qu'un seul bruit normal solidien. Cela est bien vrai, mais nous oserons penser qu'il n'entrevoyait pas toute la portée de cette affirmation. « Seulement, il varie de ton et de timbre autant que les bruits aériens et solidiens. Il possède une gamme de tons aussi riches que ces derniers. » Cette phrase en dit trop, elle exagère une vérité encore méconnue, mais, en elle-même, elle est très-significative. Cette pensée demandait un développement qui n'a pas été fait, on n'y a pas pris garde. Cette gamme existe en effet et nous l'avons fait connaître, elle s'applique à tous les instants de la maladie, mais, par excellence, aux débuts de celle-ci, à ses commencements obscurs. *Principiis obsta.* Son application mettra fin aux distinctions subtiles, aux rêveries spécieuses, s'il en existe encore. Elle réveillera l'étude attentive et fine d'une série de faits dont l'évolution plus ou moins lente ou active, les enchevêtre les uns dans les autres pour les amener à un état final, *in globo*, dans lequel ils restent méconnaissables et disparaissent. A l'heure présente, il y a encore des professeurs qui, au début d'une leçon clinique, présentent aux yeux de leurs auditeurs un cœur hypertrophié, déformé, dégénéré, une monstruosité enfin, comme un type de la maladie du cœur. Plus il y a d'imbroglio et d'inextricable désordre dans la pièce anatomique, plus on met de pompe solennelle à faire son étalage. C'est ainsi qu'autrefois on étalait deux à trois aunes de surface intestinale affreusement ulcérée, pour raconter ce qu'était la fièvre typhoïde. Les controverses suscitées à ce spectacle ne sont pas encore si éloignées que nous ne puissions nous les rappeler. Ces exhibitions, nécessaires sans doute pour montrer ce à quoi peut aboutir la maladie, sont autrement utiles si elles apprennent à remonter aux causes génératrices, emboîtées, pour ainsi dire, les unes dans les autres. On assiste avec intérêt au dénouement fatal d'un drame émouvant, mais on éprouve encore de plus salutaires satisfactions par l'étude de la successivité des faits. Quel palpitant intérêt devant cet art consommé qui dévide l'écheveau inextricable de ces péripéties multipliées découlant d'un point de départ méconnu quelquefois ! S'il est essentiel de connaître la cause première, il ne l'est pas moins de saisir les prodromes de la lésion primitive. Ah ! si les morts parlaient. Il est des maladies pour lesquelles l'intérêt principal consiste à voir poindre cette lésion primitive : la maladie du cœur est de ce nombre. Telle valvule commence à se prendre, ou c'est une petite portion, quelques filets du myocarde; à ces petits riens, qui passent quelquefois inaperçus, viennent s'en ajouter d'autres, et, insensiblement, le grain de sable devient un caillou. Aussi, pour nous, le spectacle de ces petits riens, que médecins et malades semblent dédaigner à l'envi, en apprend-il plus que celui d'une dévastation complète.

On dit quelquefois : Il faut faire de l'anatomie pathologique, avez-vous fait de l'anatomie pathologique? Il semblerait qu'on n'ait pas le droit d'avancer un fait, d'émettre une théorie, une méthode, si préalablement on n'a pas retourné dix fois le scalpel dans les flancs d'un cadavre. Mais elle est faite, cette anatomie, elle est devenue notre bien commun, notre possession.

> Au peu d'esprit que le bonhomme avait,
> L'esprit d'autrui par complement servait

Est-ce qu'on s'aviserait de demander, d'exiger l'anatomie pathologique d'un phthisique sur la cavernule duquel on ferait une dissertation quelconque ? Tout le monde sait bien ce qu'il y a.

Il en est de même pour le cœur : les prodromes de sa maladie sont d'accord avec l'anatomie pathologique. Que dit celle-ci, en effet? Elle affirme que des valvules altérées pendant une inflammation primitive, reprennent leur état d'intégrité antécédente, celle-ci disparue. Elle ajoute : « A une période plus avancée, la restitution *ad integrum* n'est plus possible. Dans les cas même où la terminaison est la plus heureuse, les valvules subissent toujours des modifications plus ou moins profondes et irrémédiables. » C'est également ce que l'auscultation a lieu de vérifier chaque jour. Après l'inflammation primitive, les valvules recouvrent leur sonorité normale, mais cette sonorité se modifie au fur et à mesure des atteintes successives, et l'oreille peut saisir parfaitement, par des sons nouveaux, ces modifications avec toutes leurs variétés.

Une valvule se transforme, s'épaissit, se relâche, s'amincit ou s'étire, devient flasque ou rugueuse et rigide, de là une gamme d'une richesse extraordinaire, suivant l'expression de Monneret, dont les différents tons, consonnances ou dissonnances, sont autant de signes que l'oreille peut adapter à des états anatomiques depuis longtemps connus. Le cœur est un organe sonore, quoi qu'on en ait dit, et toute sa séméiologie pathologique et morale se rattache, de la manière la plus intime, aux lois de l'acoustique. L'acoustique est, pour l'étude du cœur, une lumière indéfectible, à la condition que l'on sache bien s'en servir, sans craindre de se heurter à je ne sais quelle force d'inertie et à ce droit de possession des anciennes méthodes, pierre d'achoppement sur la route du progrès scientifique.

Mais il ne s'agit ici de déposséder personne. L'application de l'acoustique aux maladies du cœur ne peut être hostile qu'aux théories hasardées ou mal assises; elle consolide, au contraire, sur sa base, ce qui a été fait et se fait tous les jours avec tant d'efforts patients et d'heureuse réussite. Seulement, elle affirme qu'il y a une région, dans ces maladies, encore inexplorée et que l'heure est venue d'en prendre pleine et entière possession.

C'est le propre d'une science véritable, d'avoir des horizons aussi larges que variés et des hauteurs diverses où l'esprit vienne se reposer en se revivifiant. Il ne doit pas lui suffire de préparer à ses adeptes une direction à suivre dans certaines circonstances de l'action pratique. Il y a plus que cela. Il y a les principes essentiels tirés de ses entrailles et qui lui font une place dans la philosophie générale des êtres; principes qui sont comme des reflets de la force vivante qui nous meut, et au sein de laquelle

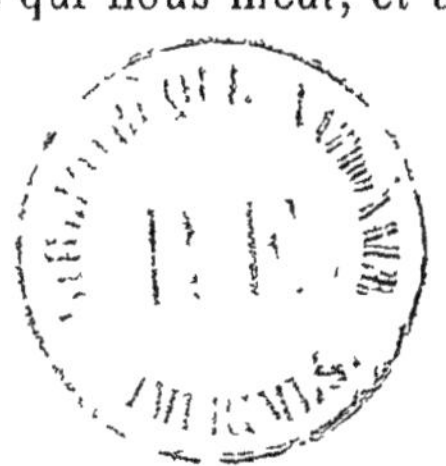

nous nous mouvons. C'est, en quelque sorte, un chapitre plus ou moins court de la logique universelle.

Lorsque Leibnitz, un de ces initiateurs à haute stature, comme le XVIIe siècle en fut prodigue, fit cette enthousiaste profession de foi : « Il y a de la métaphysique, de la géométrie, de la morale partout », il traçait un programme qui n'a pas été suffisamment compris. Les merveilles que, dans son esprit, il voyait surgir des travaux de ses émules, sont pour la plupart restées à l'état d'espérance. La tendance matérialiste et l'esprit de chimères, deux dispositions bien opposées cependant, ont comprimé l'élan de ses continuateurs. Malgré de brillants résultats acquis, nous exagérons chaque jour cette situation. Les plus belles acquisitions de la science médicale moderne reposent en effet sur les mathématiques et la géométrie, mais nous nous emparons du phénomène sans lui donner son numéro d'ordre dans le tableau général de la vie.

S'il est vrai que les mathématiques ont été introduites dans toutes les branches de la physique, s'il est vrai que l'on a trouvé que les couleurs et la lumière sont nombres, lignes et sphères, que la musique, dans sa forme sensible, n'est que géométrie et proportions de nombres, pourquoi n'appliquerait-on pas à l'étude de l'homme, vu dans la physiologie et la psychologie, une méthode qui le rattacherait, par son côté transcendant, à l'ensemble des sciences générales, prises dans leurs afférences avec la vie? C'est à bon droit alors que l'on pourrait dire, l'œil fixé sur une régénération scientifique prochaine : Il y a, dans l'homme, des mathématiques, de la géométrie, de la physique, de l'harmonie, etc. Il y a, dans l'homme, de la musique par le cœur qui, dans son mouvement si bien rhythmé, parle et chante, gémit et pleure, lui, le siége, le foyer de la passion et de tout ce qui se rattache à la sensibilité dans son acception la plus large. On le comprendrait mieux si l'on se contentait moins facilement du fait brut, si, au lieu de défigurer l'homme en le ravalant, on l'éclairait davantage des lumières de l'idéal.

L'idéal n'est pas antipathique au positivisme; au contraire, il l'appelle et le provoque même, il a besoin de lui pour se manifester et prendre corps. Il y a des vérités de différents ordres qui, au lieu de se repousser, s'attirent pour se refléter les unes dans les autres et se communiquer réciproquement la hauteur et l'étendue. La science moderne se plaît à ces divers genres de communications, seulement ce qui l'empêche d'en tirer toutes les ressources possibles, c'est son exclusivisme et les défaillances de l'esprit de synthèse. Défauts malheureusement trop visibles et qui la rendent infidèle à la mission qu'elle s'est ambitieusement attribuée, et qu'un président de l'Académie de médecine définissait en ces termes : « Depuis un demi-siècle, on ne peut méconnaître que la science médicale a changé d'aspect ; entraînée par le cours des idées et du temps, elle vise à l'absolu et à la certitude des sciences exactes. » Est-ce à dire que désormais la contradiction sera bannie du monde médical ? Gardons-nous bien de l'espérer. Ce que l'éminent académicien nous présage, c'est une coopération plus forte et mieux assise de l'élément positif à l'étude des faits vitaux, dont la mobilité défie tout absolu.

Il était nécessaire, pour accomplir notre tâche, d'appliquer notre procédé à l'étude des anévrysmes ; c'est ce que nous avons fait dans les pages qui suivent. Que notre travail soit encore bien incomplet, nous ne cherchons pas à nous le dissimuler, mais quelle ne serait pas notre satisfaction, si un émule plus actif et plus perspicace venait le compléter et le mener à bonne fin !

III.

DES SIGNES DE L'ANÉVRYSME DE L'AORTE.

L'étude des anévrysmes internes est aussi difficile qu'elle a d'importance. Ces affections, comme celles du cœur, semblent devenir de plus en plus fréquentes par la vie surmenée que nous fait le siècle actuel. Cette fréquence s'expliquerait encore par le soin avec lequel on s'est mis à les rechercher. L'étude en est difficile, parce que, jusqu'à présent peut-être, si l'on a bien étudié leur état extrême, on a négligé d'autant plus leur époque de croissance. Toute maladie a ses prodromes et si parfois on la voit tout à coup formée de toutes pièces, cette formation a été le résultat d'un travail plus ou moins lent, ou plus ou moins caché, qu'il serait nécessaire de surprendre et de révéler. La plus grande puissance de la médecine, sa vitalité gît dans la sûreté du diagnostic porté *ab ovo*. Recherchons donc comment naissent et grandissent ces maladies qui, une fois ancrées dans un corps humain, ne le quittent qu'en le détruisant. Nous serons très-heureux, si, mettant nos lecteurs au courant des quelques faits incombés, par hasard, à notre attention, nous les inclinons à développer les quelques germes de vérité contenus dans cet essai.

Les connaissances humaines n'ont droit à la diffusion qu'autant qu'elles sont appuyées sur les notions positives qui sont comme la trame de toute science. Tout travail intellectuel qui n'a rien de commun avec cette inébranlable assise, ne peut être qu'une distraction passagère, une sorte d'intermède.

L'anévrysme (nous parlons ici de l'aorte) se développe de dehors en dedans, ou de dedans en dehors. Chacun de ces deux modes a ses signes propres. On sait ce qu'il est dans son état physiquement matériel : un élargissement plus ou moins régulier du diamètre de la capacité artérielle, par altération morbide; c'est surtout à ce point de vue que nous voulons le considérer. « Mais, dira-t-on, vous allez confondre la dilatation avec l'état anévrysmal, prenez garde. » Peut-être, ces deux états sont si voisins l'un de l'autre, qu'il existe entre eux, quoi qu'on fasse, des connexions très-étroites et des similitudes irrécusables.

Il n'y a, d'ailleurs, à cette confusion, pas grand inconvénient si l'on en croit certains traités de pathologie; ce qui suit nous justifiera : « La dilatation revêt quelques-uns des signes de l'anévrysme, dit Luton : c'est ce qui fait qu'on confond souvent ces deux affections dans une même description. Parmi les faits nombreux de rupture de l'aorte, souvent la dilatation avait précédé la rupture. » (*Nouv. Dict.*, t. II, art. *Aorte.*) C'est le cas de rappeler cette remarque si judicieuse de Forget : « Il est probable que la plupart des anévrysmes sont vrais au début, et qu'ils deviennent faux par les progrès de la dilatation. »

Le diagnostic d'un anévrysme de l'aorte, dans ses commencements, est une bonne fortune pour le praticien.

Est-il donc si nécessaire de séparer deux états morbides qui ont un pareil air de ressemblance ? En anatomie pathologique, oui, sans doute, la séparation est obligée; mais en clinique médicale, elle peut attendre.

La séméiologie étant la même de part et d'autre, ce qui importe, c'est de fixer les caractères de celle-ci, de les multiplier, s'il est possible, sans même craindre les apparences ou les nuances les plus délicates; car ce qui presse : c'est de soupçonner, de veiller, de prendre garde. Or, ces caractères, le plus souvent, s'accusent mal, sont instables ou tardifs ; ils affectent, pourrait-on dire, une sorte d'état embryonnaire d'une durée illimitée.

Il existe des faits dans lesquels la maladie anévrysmale de l'aorte échappe, pendant quelque temps au moins, aux investigations les plus minutieuses (Stokes).

C'est donc à les rendre plus faciles que doit tendre cet essai.

Dans les maladies du cœur ce sont, comme premiers symptômes, des notes qui s'altèrent, s'intervertissent, montent ou descendent et auxquelles viennent s'ajouter, plus tard, ces bruits spéciaux que tout le monde connaît. Dans les maladies des vaisseaux, toujours silencieux à l'état physiologique, ce sont des bruits qui viennent apparaître sur la scène, bruits nés sur place ou transmis et mêlés parfois à des notes musicales plus ou moins altérées.

Ce sont ces phénomènes acoustiques qui doivent former le principal appoint dans la symptomatologie anévrysmale ; liés qu'ils sont les uns aux autres par des rapports que nous essaierons de mettre en évidence. Ils ont trois causes : le cœur en première ligne, la paroi artérielle, puis le liquide en circulation. Causes qui s'ajoutent insensiblement les unes aux autres, suivant l'âge de l'anévrysme, pour former la caractéristique la plus expressive de l'affection artérielle, unie à des signes secondaires de la plus haute signification.

A l'époque, peu éloignée encore, où la médecine n'était pas très-familiarisée avec les lois de l'acoustique, on confondait facilement ce qui appartenait à ces trois ordres de causes, on ne savait pas en distinguer les effets. La confusion des bruits produisait dans les idées une sorte de tumulte, et, tout en affirmant, on ne se sentait pas bien assuré de ce que l'on avançait.

Ainsi Stokes, par exemple, semble fournir une assertion d'une certitude entière quand il dit : « Il n'existe pas de signes certains et non équivoques permettant de distinguer les battements d'un anévrysme thoracique des battements du cœur.... Cette ressemblance est quelquefois complète : parfois aussi, on observe quelques nuances qui différencient les bruits appartenant aux deux centres de pulsations. Cependant, même dans ce cas, les bruits anévrysmaux, considérés isolément, peuvent être *tout à fait semblables* aux bruits du cœur à l'état physiologique. C'est le même rhythme, le même caractère étouffé et sourd du premier bruit avec un deuxième bruit aigu. La similitude est parfaite lorsqu'il n'y a pas de murmures liés aux bruits anévrysmaux. » Et cependant, malgré cette similitude, le médecin anglais n'est pas complétement rassuré; et plus loin, comme s'il pressentait la vérité, sans s'en rendre compte, il affirme qu'en général les bruits qui se produisent dans l'anévrysme ressemblent d'autant plus à ceux du cœur que l'affection occupe un point *plus rapprocné de l'origine* du vaisseau.

Cette remarque eût dû le mettre sur la voie. Comment veut-on qu'un anévrysme de dimensions variables et *irrégulières,* aux parois plus ou moins molles, ou plus ou moins épaisses et incrustées, puisse donner des sons pareils à ceux du cœur, cet instrument d'une perfection achevée ?

Aussi Grisolle, avec son bon sens si relevé, son tact exquis, a-t-il su se dégager des incertitudes dont le médecin anglais paraît à chaque pas embarrassé. « Les doubles battements, dit-il, ne m'ont paru être quelquefois qu'un retentissement, une sorte d'*écho renforcé* des bruits mêmes du cœur; ailleurs, ils m'ont semblé dépendre du flux et reflux du sang lorsque les valvules aortiques, étant insuffisantes, permettaient à la colonne sanguine de revenir dans le cœur..... J'expliquerais encore le second bruit (du souffle) par un reflux du sang, qui doit avoir lieu en effet fort souvent, lorsque l'aorte, dure, incrustée, est transformée en une sorte de tuyau inerte, incapable de revenir sur lui-même pendant la diastole; il résulte de là que le vaisseau étant alors moins plein qu'il ne devrait l'être, il y a un reflux de sang pour combler le vide; c'est ce retour de la colonne qui produirait, selon moi, le second bruit (1). »

Évidemment il y a beaucoup de vérité dans ces paroles; le tableau n'est pas complet sans doute, mais depuis on n'y a guère ajouté et la confusion dure encore. C'est merveille d'entendre certains pathologistes, très-éminents même, parler de double claquement anévrysmal, comme s'il y avait là un système de valvules prêtes à se tendre et à se relâcher tour à tour. Ces valvules ne sont rien moins que celles du cœur, dont la sonorité a pour agents de propagation les parois de l'aorte dilatées ou épaissies, et fortifiées d'un revêtement sanguin.

D'ailleurs, il y a plus que cette explication, les faits d'acoustique sont là. Les bruits solidiens de l'anévrysme sont en accord de

(1) Bamberger, cité par Niemayer, affirme la propagation des bruits sigmoïdes, mais pourquoi n'admettre que celle-la

ton avec ceux du cœur, ce sont les mêmes notes ; elles dérivent donc de la même source, lorsqu'elles sont musicales. Il est d'autres bruits solidiens, mais plus rares et qu'une oreille un peu exercée rattachera facilement à leur origine ; ils sont dus aux mouvements de la paroi artérielle, etc. ; ce sont des bruissements plus ou moins intenses, mais non des claquements. M. Bucquoy a donné de la dilatation anévrysmale un signe qui mérite beaucoup d'attention : c'est le tumulte des bruits du cœur au haut du sternum, nous ajoutons : et vers l'appendice xiphoïde, lorsqu'il n'existe pas dans la région cardiaque. Déjà notre regretté maître et professeur Forget signalait, parmi les signes anévrysmaux, la perception, au haut du sternum, du premier bruit du cœur plus *énergique* que dans la région du cœur lui-même. Et après avoir fait l'énumération de tous ces signes, il n'est pas satisfait :

« Il semble, à l'énoncé de tant de symptômes, qu'il soit impossible de méconnaître l'anévrysme de l'aorte, dit-il, et pourtant tous les auteurs s'accordent à dire que rien n'est plus obscur que le diagnostic de cette affection au degré que nous venons de supposer. »

Serons-nous assez heureux pour diminuer cette obscurité, y jeter un peu de lumière et faire en sorte que des signes presque dédaignés jusqu'aujourd'hui, soient classés d'après leur valeur réelle ?

Il faut bien le dire : l'anévrysme de l'aorte ne vient pas toujours balconner dans l'un des espaces intercostaux. C'est une chance de diagnostic qui n'est même pas désirable.

Voici un exemple fort intéressant et sur lequel on pourrait avoir des opinions diverses si on l'examinait d'une manière trop superficielle :

Le 8 mars 1882. — S.., rue du Tapis-Vert, chaussonnier, autrefois employé dans un magasin de fers ; 32 ans ; assez forte carrure, trapu ; pâle, un peu bouffi. Depuis 4 mois, hémorrhagies intestinales (1) fréquentes chaque semaine, arrivant brusquement sans prodromes et puis suivies de coliques pendant quelques heures. Le sang est rutilant et rarement mêlé à des selles. Les coliques siégent en travers de la partie supérieure de l'abdomen. Il a de l'appétit, digère bien ; mais est ennuyé, fatigué, inquiet. Parfois

(1) Ces pertes de sang paraissent remonter à une date plus éloignée. Le malade s'explique mal sur ces accidents qui ont pu être de divers genres.

il a des éblouissements et des malaises qui le forcent à s'asseoir s'il est debout.

Langue et gencives pâles; pouls sans fermeté, de petit calibre, à ondées molles et variables.

Respiration passable. La poitrine est un peu en forme de carène, bien qu'assez large; la matité cardiaque n'a rien d'exagéré, mais il en existe un peu en haut du sternum.

Bruits du cœur : Ils ont l'apparence d'être clairs et cependant le premier est à peu près le *mi*, ce n'est pas exact, le son va du *ré* au *mi* alternativement, cela se voit assez souvent; cette note est suivie d'un *bruissement extrêmement fugitif*. La note diastolique est un *la*, mais pas juste. Ces notes sont simples et sans mélange d'aucune autre sensation auditive, sauf le bruissement indiqué.

Jusque-là il n'y a rien d'extraordinaire; mais en portant l'oreille un peu au-dessus de la base du cœur, on entend un bruissement léger, qui continue le bruit cardiaque et va de plus en plus bruyant jusqu'au haut du sternum, où il a son maximum d'intensité. Entre l'ombilic et l'épigastre, on l'entend pareillement, puis il cesse tout à coup à quelques centimètres de l'ombilic.

Dans les deux carotides, on perçoit au stéthoscope la note mitrale telle qu'elle est à son origine, un peu plus sourde seulement, comme c'est la règle. Dans l'aine droite, l'artère crurale donne un *souffle de chat* très-prononcé et qui ne se produit pas à gauche. Le pouls des deux crurales a diminué de force : il n'est pas en rapport avec l'ampleur du vaisseau.

L'abdomen est ballonné, le *palper* n'y fait rien découvrir, pas même de la douleur.

Il nous paraît assez évident, d'après cela, que l'aorte soit malade dans une grande partie de son étendue et donne lieu, par quelque mécanisme, aux hémorrhagies intestinales. Dans les annales de la science, on décrit plusieurs anévrysmes ayant contracté des adhérences avec les tissus et les organes voisins. Que, dans notre cas, l'anévrysme faisant saillie hors du diaphragme soit devenu, par suite du processus morbide, adhérent à la paroi du gros intestin, il y a toute possibilité, sans que, cependant, nous osions garantir le fait; en médecine il y a tant de raisons de douter en toutes choses. « La mort est ordinairement l'effet immédiat des ruptures d'anévrysmes; néanmoins, la vie peut être prolongée plus ou moins longtemps, si les particularités de l'accident sont telles que les hémorrhagies ne puissent s'effectuer que lentement. » (Forget.)

Ainsi, voilà réunis sur le même sujet, et d'une manière qui avait besoin d'être cherchée, tout ce qui tient à la sonorité du cœur et des vaisseaux avec les caractères qui les distinguent dans ces différents organes : bruits du cœur, bien délimités dans leur région propre et dont le premier se propage, tel qu'il est, dans les carotides, c'est-à-dire simple; bruits aortiques qui ne sont plus des notes, mais un bruissement, un froissement dus au mouvement diastolique de la paroi artérielle, élargie, rugueuse, inégale, etc., et qui se mêlent à ceux du cœur en certains endroits.

Et enfin, dans le pli de l'aine, un bruit hydraulique, d'une nature particulière et qui est un bruit de transmission venu de l'orifice inférieur de l'anévrysme, comme il vient quelquefois, sous une autre forme, de l'orifice aortique insuffisant.

D'une part, des notes musicales; de l'autre, une sonorité confuse et bruyante, ce que l'on appelle le bruit. — Prescript. : pilules avec tanin, bistorte et jusquiame.

17. — Il se trouve mieux, moins pâle, un peu plus fort. Éblouissements de moins longue durée, hémorrhagies pas reparues (1). A côté du bord supérieur gauche du sternum, développement des *veines sous-cutanées,* dans une étendue comme la main. Le malade y accuse de la douleur pendant la percussion, surtout près de la fourchette sternale; de même à la pression du doigt dans la région sus-claviculaire; on n'y perçoit aucun battement. Veine jugulaire *gauche plus développée* que la droite. Pouls à peu près le même des deux côtés.

24. — Beaucoup d'amélioration; meilleur teint; le pouls a de la vivacité. Les hémorrhagies continuent à ne pas reparaître. Les bruits du cœur gauche s'affaiblissent à la partie supérieure du sternum. Constipation. Un peu d'huile de ricin.

11 avril. — Retour des hémorrhagies à la suite de la légère purgation. Le *murmure vésiculaire* s'affaiblit, mais plus à droite qu'à gauche. Il n'y a pas de vibrations cardiaques à la palpation, seulement un heurt sourd et profond de tonalité; *prédominance d'activité artérielle* dans les *parties supérieures* très-sensible. Le

(1) Cette médication mérite donc une certaine confiance, et n'est pas dictée seulement, comme l'écrivent certains auteurs, par une idée purement théorique.

réseau veineux sous-claviculaire diminue et tend à s'effacer. Le pouls à peu près le même que précédemment.

4 juillet. — Les hémorrhagies sont devenues, depuis 8 jours, aussi fréquentes qu'abondantes.

Affaiblissement extrême; marche titubante, visage pâle, regards comme effarés, troubles de la vision (?). Il semblerait qu'il est survenu de la voussure précordiale entre la 4e et la 6e côte. Les bruits du cœur s'entendent toujours très-forts dans les centres de battements signalés déjà.

Nous l'adressons à la clinique médicale; consent à s'y rendre et n'y va pas.

5 octobre. — Revient nous consulter: même état général que le 4 juillet, avec aggravation.

Il marche les jambes écartées. Diarrhée séreuse depuis trois jours. Il n'y a plus d'activité artérielle nulle part. Respiration faible, inégale, obscure. Quand le malade ne respire pas, on entend à gauche, sous l'omoplate, un bruit sourd, sorte de *susurrus* étouffé, qui paraît assez lointain. Dans l'abdomen, une douleur se produit à la pression sur la paroi latérale gauche de l'aorte que l'on ne sent pas facilement, d'ailleurs, et qui paraît déviée. En raison de sa faiblesse, nous nous décidons à le visiter.

14 octobre. — Depuis quelques jours, picotement à la peau dans tout le côté droit du corps, ictère, insomnie. Les battements du cœur se perçoivent avec le plus d'intensité sur la ligne axillaire, *vers la 7e côte;* quelques vibrations oscillatoires à la palpation. Les notes du cœur sont descendues, la première *très-sourde* au-dessous du *ré*, la deuxième un *fa*. Pouls petit, serré, moins *developpé à la radiale gauche.*

Il n'existe plus d'excitation vasculaire dans les parties supérieures. Beaucoup des sensations auditives que procurent les affections cardiaques se modifient au fur et à mesure de leur durée, augmentant ou s'affaiblissant, suivant le degré de la force motrice dont elles dérivent.

En plongeant les doigts vers le côté droit de l'aorte, on n'éprouve pas le mouvement d'expansion de l'artère, mais une sensation de *frémissement vibratoire,* un *trille très-léger* et rapide; on produit aussi de la douleur dans ce point.

19 octobre. — Il prétend que le cœur le gêne moins; les bruits de cet organe sont considérablement affaiblis, ils ne bruissent plus, sont clairs, courts et lointains. Ils occupent toujours toute la moitié antérieure de la poitrine, avec deux *foyers de battements,* l'un sur la *ligne épigastrique,* l'autre à cinq travers doigt sous le *mamelon et au dehors.* Développement du lobe gauche du foie (?). Est-ce un déplacement? Langue belle, appétit. Pouls à 90, à impulsion vive et sèche.

27 octobre. — Même état. La radiale gauche *donne un pouls petit et presque effacé;* la droite, un pouls *trois fois plus ample.* Mêmes battements dans les crurales. La matité, vers le rebord des fausses côtes gauches, a beaucoup diminué; pourquoi? Nous disions précédemment: Est-ce un déplacement? en l'attribuant au lobe gauche du foie.

Depuis trois jours, beaucoup de sang perdu, très-rutilant et formant un caillot très-ferme. Après ces pertes, le ventre, qui était ballonné, cesse de l'être.

Selles décolorées, urines noirâtres. Il est calme et tranquille, espérant une guérison prochaine. Il ne demande que du sommeil. Continuation des pilules avec bistorte et extrait d'opium. Café noir, vin.

4 novembre. — Grande faiblesse, ne peut plus se lever. Insomnie fatigante. Ventre très-douloureux vers le trajet de l'aorte, dont on perçoit moins bien les battements, et qui se délimite mal. On sent la vésicule biliaire à quelques centimètres du rebord costal sous la forme d'une petite poire arrondie à sa base. Morphine.

8 novembre. — Le malade est très-affaibli, il semble à ses derniers moments. Absence *du pouls à la radiale gauche,* très-affaibli à la droite, mais encore sensible; se plaint beaucoup du ventre à *gauche de l'ombilic.* L'abdomen est tuméfié et comme bombé un peu au-dessus du flanc gauche. N'a pas eu d'hémorrhagies.

10 novembre. — Un peu moins affaissé, la circulation est plus active. Ventre plus élevé encore et donnant un peu de fluctuation à la percussion digitale.

14 novembre. — Un peu de relèvement dans l'état général. Rétention d'urine survenue depuis notre dernière visite. Des auteurs ont prétendu que l'anévrysme de l'aorte produisait quelquefois des paralysies de la vessie. Ils se demandaient par quel mécanisme, l'anatomie ne se prêtant pas à une explication facile. Serait-ce par ce fait que des malades atteints de dysphagie montrent, en se plaignant, un endroit qui n'est pas celui du siége de l'obstruction?

17 novembre. — Le poumon gauche *respire* mieux; il est survenu de la toux, avec expectoration un peu mousseuse et assez ténue. Œdème du pied gauche.

22 novembre. — La circulation dans les crurales est plus active que dans les parties supérieures. Depuis hier, douleurs intenses dans le bras droit, « comme s'il était couvert de clous », dit-il; aucune tuméfaction, ni rougeur, ni nodosité. Toujours de la douleur sur le trajet de l'aorte. Encore un peu de fluctuation abdominale.

25 novembre. — Se trouve bien, sent ses forces revenir. État fébrile disparu, pouls régulier et très-calme : quelques pulsations à la radiale gauche, mais très-faibles et par intervalles. Les deux poumons sont libres et perméables, le bruit vésiculaire est *satisfaisant de toutes parts.* Il suppose qu'il se lèvera bientôt. Extrait sec de quinquina avec liqueur de la Chartreuse, frictions sur les membres avec baume de Fioraventi.

30 novembre. — Il lui est survenu des accès de fièvre intermittente quotidienne le soir vers trois heures. Les trois stades sont très-bien caractérisés. Est-ce à cause de la saison humide si persistante? ou de ce processus qui s'établit vers la glande hépathique? La bile n'est plus versée dans l'intestin, comme le témoignent la couleur de la peau, les urines et les selles. Évidemment le malade succombera à ce dernier accident.

10 décembre. — A eu plusieurs jours sans fièvre, mais elle a reparu avec beaucoup d'irrégularité. Le malade maigrit et cependant il assure qu'il se sent plus fort. La tuméfaction du foie augmente, il plonge sous forme de cône mamelonné vers le flanc. Appétit médiocre. Nulle souffrance. Dans son accès de fièvre, le pouls aux deux radiales est assez large, bien uniforme et égal. La crise passée, la radiale gauche ne donne que des pulsations faibles et inégales.

18 décembre. — Disparition des accès de fièvre, retour des forces assez sensible. Les selles se colorent légèrement. La rate paraît plutôt diminuée qu'augmentée de volume. Les battements du cœur se perçoivent dans une grande étendue toujours, mais changés de caractère; plus courts, plus secs et paraissant plus clairs. L'abdomen paraît très-développé à la région de la ceinture comme précédemment.

30 décembre. — Après une amélioration passagère, le marasme survient et une sorte de fièvre hectique. Le patient succombera probablement bientôt à l'abolition des fonctions du foie dont il n'a jamais souffert. Diarrhée.

9 janvier. — On fait lever le malade le soir; à l'instant surviennent des suffocations qui durent jusqu'à sa mort, 10 heures après.

Pas n'est besoin de commentaires, il y a dans cette observation la réunion des signes fournis par l'évolution de l'affection anévrysmale thoracique : l'obstruction d'une ou de plusieurs bronches, le déplacement du cœur, l'ictère et l'effacement du pouls à l'une des radiales et la propagation de la maladie dans l'aorte abdominale. Mais le signe important sur lequel nous appellerons l'attention, et que nous avons été heureux de retrouver déjà dans une leçon du professeur Bucquoy, c'est le tumulte des bruits du cœur en haut et en bas du sternum, signe important parce qu'il est le premier qui apparaisse, alors que les autres font défaut. Il nous a permis de porter de prime abord un diagnostic que l'on ne peut plus mettre en doute. Nous y reviendrons encore dans la suite de ce travail et nous y noterons, en passant, un nouveau bruit morbide appelé à fixer l'attention des observateurs.

Nous demandons ici s'il est possible de distinguer la dilatation simple de l'aorte d'un état réellement anévrysmal? La séméiologie classique nous donne une réponse vague et même un peu équivoque. Cependant, en considérant les faits d'anatomie pathologique, on pourrait déjà, par induction, répondre d'une manière moins évasive. Car, enfin, remarquons-le bien, la dilatation simple n'entraîne pas avec elle les mêmes lésions, les mêmes états morbides que l'affection similaire.

Voici un exemple qui pourrait peut-être confirmer notre manière de voir. Nous venons de parler des différences entre l'anévrysme et la dilatation simple au point de vue de l'anatomie pathologique; la clinique, elle aussi, offrirait-elle des signes différentiels d'une certaine probabilité? Pourquoi pas?

20 octobre 1882. — Mlle X..., 42 ans, servante, grosse, forte, bien développée, bien réglée. N'a jamais eu de rhumatisme articulaire. Depuis 15 mois, elle est malade de temps à autre, sans s'aliter. Un peu auparavant, elle avait fait une maladie du cœur, avec enflure des jambes pendant quelques semaines.

Depuis quelques jours, palpitations, vives douleurs d'estomac, crises de nerfs qu'elle définit vaguement; imminence de suffocation. Elle quitte sa maison pour retourner à son pays.

Langue nette, appétit conservé.

Auscultation de la poitrine satisfaisante. Matité dans la région mammaire très-prononcée en largeur sur le sternum, un peu irrégulière. Impulsion assez vive à la paume de la main en dehors du sein, mais sans frémissements vibratoires, cœur droit silencieux.

Toute la partie antérieure du thorax, depuis l'appendice xiphoïde jusqu'aux clavicules, est occupée par un souffle très-intense, mais doux quoiqu'avec un mélange de rudesse fugace, très-sensible, surtout dans les lignes axillaires et sous-sternales, souffle qui paraît être formé par le courant sanguin ascendant; il est simple et exempt de toute autre sensation auditive.

Seulement, le premier bruit de cœur le *commence,* le second bruit l'*achève;* c'est-à-dire qu'il s'arrête au claquement des sigmoïdes, en anticipant légèrement sur la moitié à peu près de leur moment sonore.

D'après cela, les claquements des deux orifices paraissent très-courts, on les croirait imparfaitement formés.

Mais en arrière, vers l'omoplate gauche, ils se manifestent avec une netteté et une force remarquables; ils ont leur largeur naturelle même amplifiée, de l'éclat et une sonorité entière; leurs notes sont de *ré* à *fa.* Peut-être, au commencement de la systole, existe-t-il un léger bruit d'accroc, mais si fugitif, si profond, si lointain, dû, peut-être, à une lésion minime du bord libre d'une valvule sigmoïde. Le souffle ne *se produit pas* à la partie postérieure. En écoutant le cœur en même temps que le pouls, qui est faible et comme *mal formé,* on constate un retard considérable de celui-ci sur le choc systolique. Ce retard est très-significatif, il a pour le diagnostic de l'anévrysme ou de la dilatation une sorte de valeur mathématique. Déjà le médecin du pays de cette fille avait prononcé le mot d'anévrysme.

Il serait peut-être mieux d'admettre une dilatation simple de l'aorte, greffée, qu'on nous permette cette expression, sur un cœur dilaté et légèrement hypertrophié.

Il n'y a pas anévrysme, parce qu'avec un bruit si intense, si répandu, mais si homogène, qu'on le remarque bien, une lésion grave des parois aortiques avec athéromes, placages, inégalités de surface, produirait à l'oreille un tumulte, un mélange de rudesse et d'oscillations vibratoires, et il n'en existe pas; de plus, on ne constate aucune excitation dans les parties supérieures du corps; le doigt promené sur la fourchette sternale et les creux cervicaux ne perçoit aucune pulsation. Et puis, le retard de la pulsation radiale est un fait propre aux deux maladies. D'autre part, les notes du cœur, par leur sonorité large, pure, claire, bien que dans les tons graves, indiquent la dilatation des valvules sans détoriation *marquée* de leurs tissus. Nous disons marquée, parce que le léger bruit d'accroc constaté pendant la systole avait pour cause probable quelque petite nodosité accolée au bord libre d'une valvule sigmoïde; de là aussi, peut-être, cet accent de légère rudesse étouffée mêlé au souffle, et l'augmentation du souffle lui-même formé dans la cavité du vaisseau dilaté. L'intensité d'un bruit du cœur, soit dit en passant, n'est pas toujours entièrement le fait du bruit lui-même; elle dépend aussi de la projection du centre de battements en avant, projection qui le met plus en contact avec la paroi thoracique, si favorable à la propagation du son.

Ainsi, chez notre malade, on entend parfaitement en arrière les bruits du cœur, plus rapproché de l'oreille, sans doute; on n'entend rien des bruits soufflés, parce que leur foyer n'est pas là. N'est-ce pas un signe de plus à ajouter aux autres? Quant à la question d'insuffisance, elle n'est pas à discuter, parce que le claquement valvulaire précède et termine le souffle qui doit se passer tout entier sur le trajet de l'aorte. La double insuffisance donne toujours lieu à deux courants en sens inverse. C'est même ce double mouvement qui produit, à l'aide d'une lésion matérielle spéciale, ce que l'on appelle le bruit de scie, bruit qui ne se comprendrait pas sans cela. Or, ici il n'y a qu'un courant, qu'un souffle très-intense, il est vrai, mais qui ne paraît pas changer de place. Quand l'orifice mitral claque, c'est qu'il est fermé, et s'il claque avant la formation du souffle, c'est que le souffle ne lui appartient pas. De même, pour l'orifice aortique, aussitôt l'abaissement brusque de ses valvules, il n'y a plus de souffle, ce qui n'arriverait pas si la fermeture était incomplète.

En l'absence de souffle, c'est encore par ce prolongement dans l'aorte du bruit diastolique altéré que l'on arrive à reconnaître les maladies de ce vaisseau. Nous avons déjà donné quelques indications à ce sujet, dans une lettre sur la sonorité musicale du cœur (1). On n'y fit pas beaucoup d'attention. Cependant de nou-

(1) *Revue médicale de l'Est*, 1878 · *Applications des lois de l'acoustique à l'étude des maladies du cœur*, p. 82. Berger-Levrault.

veaux cas ont ajouté depuis, à notre manière de voir, une certitude encore plus entière.

Les bruits de souffle ont trop préoccupé l'esprit des observateurs au détriment de ce qui avait pu les précéder. On semblait dire : Pas de souffle, pas d'anévrysmes, sans faire cette remarque qu'à chacune de ses périodes, une maladie a ses signes propres qui s'effacent pour céder la place à d'autres plus en rapport avec le degré des lésions matérielles. Le bruit solidien, trop méconnu, a ceci d'avantageux qu'il n'est pas un fait brutal, aveugle, si l'on peut dire, comme son compagnon le souffle. Il relève d'une cause plus positive, d'une cause en quelque sorte mathématique : c'est l'exagération d'une loi physiologique, exagération dont on pourrait en quelque sorte calculer les écarts et les degrés de déviation. Mais essayons de nous bien faire comprendre en citant le fait suivant :

M. X., négociant, 36 ans, de belle constitution; ayant eu à 19 ans une pleuropneumonie, éprouve depuis quelques mois de la difficulté à avaler. Il consulte son médecin qui, le croyant atteint d'un catarrhe d'estomac, lui en pratique le lavage. Malgré des soins très-attentifs, l'état reste le même.

Il nous consulte en août dernier. Il explique qu'il souffre d'une sorte d'obturation du canal œsophagien, et il montre la région postéro-laryngienne comme siége de l'obstacle. Il avale une gorgée d'eau pure, pendant lequel temps le stéthoscope, appliqué au-dessus de la fourchette sternale, semble percevoir un mouvement de collision de lames liquides descendantes. La gêne n'est donc pas où il l'indique, elle est plus au-dessous.

Les poumons n'offrent rien à noter; la matité pectorale pas davantage; il y a un peu de développement des veines cervicales à gauche.

Les bruits du cœur ne sont ni râpeux, ni soufflés, ni tumultueux; le premier est sourd et mal frappé; le second, un *fa,* est au contraire fortement accentué; il se prolonge avec lenteur, dans une largeur de quelques doigts, jusque sous la fourchette sternale; il a ce timbre sec, un peu lugubre que nous appelons ligneux, parce qu'il ressemble au bruit que donnerait un tube de bois frappé; il a quelque chose de triste, on dirait un glas funèbre, qu'on nous permette cette expression tout à fait exacte.

Nous croyons à une maladie de l'aorte, à une dilatation, déjà avancée peut-être et cause de la dysphagie.

Le 6 novembre suivant, il revient. Sa mine est toujours très-bonne, l'œil éveillé, l'appétit suffisant ; seulement, c'est une lutte que d'ingurgiter les aliments. La palpation ne fait rien reconnaître nulle part. La main ne développe aucune douleur à l'épigastre, ni sous les hypocondres, ni dans la région du cou. Le pouls, égal à peu près des deux côtés, est maigre, pas résistant et d'une *lenteur marquée.* Les bruits du cœur sont aussi plus lents qu'à la première consultation. Le premier est mal formé et ne s'entend un peu qu'à côté du mamelon ; il est sourd et comme lointain, *un peu au-dessous* du *ré.* Le second, un *mi,* est moins sec que précédemment ; il a quelque chose de plus vibrant, mais il s'entend *dans toute la face antérieure* de la poitrine, toujours avec le même timbre lugubre, sur lequel nous allons nous expliquer. A l'épigastre, on perçoit aussi un centre de battements des bruits du cœur avec une des notes du cœur droit.

Dans les régions sous-claviculaires, *quelques veines superficielles très-développées.* Résumons ces signes : dysphagie, lenteur du pouls, prolongation de la note aortique très-abaissée de son sous le sternum et dans le voisinage ; centre de battements à l'épigastre. A part cela : rien. Nous ne pouvons qu'affirmer encore avec plus de raison la maladie de l'aorte.

« Mais, demanderait-on, quel est donc ce bruit tubaire, ce timbre spécial dont il n'a jamais été parlé et auquel vous attachez une telle importance dans la séméiologie ? Ne serait-ce pas une illusion d'acoustique comme il y a des illusions d'optique, illusions, en somme, auxquelles n'échappe aucun des cinq sens ? » En effet, il en a été si peu question jusqu'à présent, qu'on le prendrait pour une création imaginaire. Heureusement pour lui, les faits sont là, des faits d'expérimentation, que le premier venu, même un enfant, peut s'amuser à reproduire.

Prenez un verre à pied en cristal, frappez les bords ou la paroi supérieure avec une tige quelconque en métal, fourchette ou couteau, vous produirez un son clair, très-musical, à vibrations multiples et qui aura sa note, le *si,* par exemple. Accolez ensuite à l'extérieur de ce verre des pelures de poires, successivement, en continuant de frapper : le son produit perdra insensiblement ses harmoniques et ne donnera plus qu'un ton dur, sec, ressemblant à celui que donne un choc sur un cylindre de bois, plein ou creux. Le son fondamental restera néanmoins le *si,* mais un *si* mal exprimé, imparfait. De même en est-il d'une valvule au fur et à mesure de la consolidation des matières inflammatoires accumulées sur sa surface et sur les parois du tube artériel qui l'environne. Ceci prouverait, en outre, si cela n'était pas déjà fait, qu'il existe des sons harmoniques dans les membranes.

Il faut bien se rappeler que le passage du sang dans l'aorte est aphone dans l'état physiologique, mais qu'une fois la maladie survenue, il devient sonore. Cette sonorité, d'abord faible et de peu d'espace, grandit, s'élève, se propage en largeur et en hauteur, s'appropriant une variété de tons et de timbres qui ont des rapports intimes avec la constitution organique du vaisseau et de la partie supérieure des valvules sigmoides. Nous avons entendu un éminent professeur dire : « Nous nous inquiétons peu de la cause des bruits, il nous suffit de savoir qu'à telle lésion correspond tel bruit. » C'est très-commode. Cependant, la science, c'est ce qui s'assimile, c'est le pourquoi des choses qui frappe l'entendement et le discipline. Or, cette hauteur, cette largeur, cette densité sonores sont l'image fidèle de la cause qui les produit; elles indiquent son état, sa constitution moléculaire, ses dimensions et ses formes et les métamorphoses intercurrentes. Ce sont là des signes d'une certitude indéniable, que l'on comprend d'autant mieux que l'on suit plus longtemps les malades.

Ici s'élève une question de déontologie médicale. Le devoir du médecin est-il de cacher à celui qui le consulte la nature de son mal, en détournant ses préoccupations vers un autre ordre d'idées? Nous ne le croyons pas. C'est un moyen inefficace, imprudent même, parce que, dans ces cas, l'hygiène est tout et la thérapeutique peu de chose. Il est si facile de relever le courage du malade même en lui faisant un aveu plus ou moins adouci. Ainsi « personne n'est étonné de voir des lésions très-avancées permettre au malade de prolonger sa vie et même de recouvrer les apparences de la santé. Cette sorte d'anomalie est peut-être plus fréquente dans les maladies du cœur que dans les autres. » (Forget.) La guérison spontanée d'un anévrysme, sa longue durée, sont hors de doute et le résultat d'une bonne manière de vivre.

Dans les observations qui précèdent, on a pu remarquer que les notes du cœur sont toujours graves et même qu'elles le deviennent de plus en plus, au fur et à mesure des progrès de la maladie. Cet abaissement de hauteur doit être en quelque sorte propre à la symptomatologie anévrysmale, puisqu'elle accompagne toujours la dilatation en général. Qu'on n'en fasse pas un signe positif, nous le voulons bien, mais qu'il serve au moins à soupçonner la possibilité de la maladie. Et souvent, du soupçon à l'affirmation il n'y a pas loin. Ce qui n'est pas moins remarquable, c'est la persistance de la tierce à se conserver entre les deux notes descendantes.

Une femme âgée de 54 ans, de très-bonne constitution, tousse fréquemment, a de l'oppression et quelques accès d'asthme nocturne. Ses jambes ont été enflées il y a quelques années, et son état s'est aggravé depuis l'ascension rapide qu'elle a faite d'une colline très-élevée, il y a trois mois; ses urines sont fortement albumineuses.

Voici son état actuel : pouls très-actif, rempli, résistant, à 90; matité considérable à la partie supérieure du sternum, sans être bien délimitée, s'étendant un peu à droite et se prolongeant aussi dans la région du cœur. Les bruits de cet organe paraissent faibles, lointains, enroués, mal frappés, comme avec effort et une certaine lenteur, *sans paraître très-graves* cependant. De sorte que, au prime abord, on se refuserait à soupçonner une dilatation.

Mais, qu'on le remarque bien, il y a deux moments dans l'auscultation du cœur : le moment physiologique et le moment psychologique, le moment de repos et le moment de trouble, qu'il est utile de connaître. Ayant un jour trouvé cette malade dans une vive émotion, les deux notes du cœur étaient comme deux petits coups de tambour, sourds et profonds, et trois fois plus développées que précédemment.

Le lendemain elles avaient repris leur caractère habituel; les bruits *clairs et secs* du cœur droit étaient entendus aussi dans la profondeur des tissus; les lèvres et la langue étaient teintes d'une légère couleur de jus de mûres. Les bruits lointains sont dus parfois à l'éloignement du cœur, déplacé par la tumeur anévrysmale. Ils sont aussi produits par l'hypertrophie; mais alors l'émotion ne les modifie pas.

Ces signes suffisaient pour nous porter à croire à un anévrysme, bien que la faiblesse excessive du bruit vésiculaire dans le tiers postéro-supérieur du poumon droit nous y eût déjà disposé.

Il y eut un retour vers la santé pendant une quinzaine de jours, à la suite de l'usage quotidien et prolongé de pilules avec : extrait de muguet, de scille, tanin et aloès. Un refroidissement violent survint et provoqua une dyspnée atroce, de la cyanose, un peu d'œdème de la main droite et la mort s'ensuivit au bout de cinq jours. Niemayer insiste beaucoup sur les symptômes fournis par le cœur droit dans l'anévrysme de l'aorte; symptômes dus à la compression de l'oreillette, des veines caves et des veines innominées.

Voici la contre-partie de ce même fait.

Mme X..., 55 ans. Lympathique, à forte carrure, ayant eu à 28 ans une bronchite chronique inquiétante, à 40 ans une arthrite coxo-fémorale dont elle a guéri. Il y a un an, il lui vient un goître. Elle est mise à un traitement iodé très-énergique, que l'on est obligé de suspendre à la suite de vertiges et de tremblements nerveux. Il s'y joint un peu après des troubles du côté du cœur, elle le sent battre violemment, parfois il lui semble qu'il remplit toute la poitrine jusqu'à la gorge et qu'il va sortir en même temps que les yeux sont violemment tendus.

Toujours, soit dit en passant, les connexités entre le goître et le centre circulatoire.

Visage pâle, langue assez nette, pouls à ondée faible, sans impulsion forte, mais régulière. Douleurs dans le dos, anhélation, pas de toux. Bruits respiratoires passables en avant, enroués en arrière avec de l'expiration très-accentuée aux sommets. Matité en dehors du sein gauche et un peu au-dessus de la ligne axillaire.

Les notes du cœur sont graves, la première frappée avec une sorte de vivacité indéfinissable (émotivité), c'est comme un bond prolongé, très au-dessous du *ré* d'en bas. La deuxième, plus profonde, faite d'un coup sec et sans netteté, ayant quelque chose d'un peu âpre, représente le *mi* au-dessus. Toutes les deux se *prolongent en haut* et s'entendent dans la carotide gauche.

La première *résonne* aussi *dans le creux épigastrique* très-fortement et sourdement.

Cinq jours après, auscultée à nouveau : la note mitrale s'entend à peine; c'est un bruit de froissement, de frottement, bruit d'une toile sèche non résonnante que l'on agiterait par les quatre coins. La seconde note, ce qu'elle était d'abord, un *mi*, mais elle est très-claire, elle a perdu de sa sonorité. Ce changement est un des meilleurs signes de la dilatation. Il repose sur une loi de physique : une corde sonore varie les sons qu'elle donne suivant les différents degrés de tension qu'on lui imprime; plus une corde est tendue, moins il faut de force pour la faire jouer. Nous en avons donné un exemple remarquable dans la *Revue médicale de l'Est* (1877).

Maintenant, quelle conclusion tirer de ces deux faits? C'est que les sensations auditives qu'ils ont présentées révèlent, mieux qu'aucun autre signe, l'état pathologique du cœur. Quel était le caractère de ces sensations? C'était la vibration sourde et molle à la fois, la vibration de la peau du tambour. A quelle partie du cœur pouvait-on l'attribuer? à la contraction du myocarde? Impossible. A celle des muscles tenseurs des valvules? Encore bien moins; ce ne pouvait être qu'à une grande dilatation des deux orifices mitral et aortique, jointe à une dilatation de l'aorte; car ces tissus seuls sont susceptibles d'une pareille résonnance.

Autre exemple à peu près du même genre :

X., charpentier, 45 ans, autrefois très-robuste; indisposé depuis 6 mois et perdant ses forces; visage un peu grippé et pâle avec une expression de langueur et de tristesse; langue chargée; prétend avoir craché du sang en caillots; ne serait-ce pas plutôt *vomi?* Il montre le creux de l'épigastre en disant : « Mon mal est là. » En effet, dans cette région, sur une étendue d'environ 8 centimètres carrés, il existe comme un peu d'élévation et une grande sensibilité au toucher : on y perçoit un centre de battements très-actifs; des bruits très-sourds, mêlés à des frémissements sonores qui tiennent aux mouvements de la paroi artérielle. Ces bruits sourds sont ceux du cœur de *ré* à *fa* qui ont trouvé là un foyer de résonnance favorable; le bruit sigmoïde s'y conserve plus net, un peu plus clair, ce qui explique pourquoi Bamberger admettait seulement la possibilité de sa propagation. Car le bruit mitral, plus sourd par nature et plus abaissé de ton, trouve dans une poche anévrysmale molle et flexible un renforcement qui semble le faire tout autre. Une onde sonore transmet plus facilement ses vibrations aux tissus qui ont avec elle des rapports de consonnance. Chez cet homme, qui passe pour poitrinaire, on perçoit aussi sous l'omoplate gauche un murmure presque continu. Est-ce un bruit de transmission? Nous ne savons, et cependant il est sujet depuis un certain temps à de l'exaltation cérébrale. Nous avons observé cette exaltation cérébrale chez une dame de 62 ans, atteinte d'un anévrysme de l'aorte avec suppression de la respiration à droite, laquelle suppression avait développé un besoin de calorification excessif. Ces deux états : exaltation cérébrale, besoin extrême de caloricité, ne pourraient-ils pas servir à ramener l'attention vers la cause première?

Voici une maladie cardiaque et aortique pendant laquelle est survenu, comme incident final, un anévrysme du cœur droit. « On a donné le nom d'anévysme partiel du cœur, écrit le professeur Forget, à la dilatation d'un point des parois du cœur où se produit une cavité constituant un véritable sac anévrysmal, analogue à celui de l'anévrysme des artères... Le volume de la tumeur formée par cet anévrysme varie depuis celui d'une fève, jusqu'à celui d'un œuf de poule. Les symptômes fonctionnels généraux et locaux de l'anévrysme partiel font complétement défaut.... La percussion pratiquée avec habileté pourrait peut-être fournir quelques indices; ce dont nous doutons. L'auscultation pourrait révéler certains bruits anormaux; mais ces symptômes seraient eux-mêmes insuffisants pour faire apprécier l'espèce de lésion dont il s'agit. Aussi l'anévrysme partiel a-t-il toujours été *méconnu pendant la vie et constaté seulement par la nécroscopie.* »

A son tour, le Dr M. Raynaud demande si le diagnostic des anévrysmes du cœur est possible. Jusqu'à ce jour il ne croit pas qu'on puisse l'établir du vivant du malade. (*Nouveau Dict.*)

Serons-nous assez heureux pour faire abroger cet inflexible arrêt? Nous l'espérons, bien que le fait que nous allons citer ait peut-être quelque chose d'exceptionnel et de particulier :

M. X., lymphatico-sanguin, belle constitution, vie très-active; plusieurs fois des rhumatismes articulaires, puis à la suite de l'endocardite, reconnue il y a plusieurs années, vient me consulter en juin 1880. — Visage coloré, langue belle, expression de fatigue dans les traits. Pouls à 86 sans intermittence, avec une certaine précipitation et de l'ampleur. Anhélation visible, surtout pendant la parole. Quelquefois de la toux.

La partie postérieure des poumons donne des râles muqueux assez abondants vers le tiers inférieur, avec des inégalités de densité.

Les deux bruits du cœur peuvent être annotés, ils donnent encore du son, mais lointain et accompagné de souffle. Celui du second temps est très intense. Il y a double courant. Ils ne sont pas formés d'une manière nette en raison de l'intensité du remous, et ils anticipent sur la systole et sur la diastole, la précédant et la suivant. Il y a certainement insuffisance des deux orifices avec dilatation et productions athéromateuses du vaisseau.

L'excès de matité normale est fortement accusé, ainsi que les palpitations cardiaques, mais sans oscillations vibratoires.

Vers la fin de l'été, il disait se trouver mieux, et en effet, les poumons étaient libres, c'était une amélioration relative.

Il retombe beaucoup plus malade vers la mi-novembre. Le 25, on m'emmène chez lui pour le visiter.

Il s'est alité; très-oppressé pendant la nuit et le corps penché en avant pour respirer mieux. Insomnie fatigante, pas de sommeil. Grande soif. Pouls 120, inégal, sans intermittence. Toux le matin et par quintes.

Les deux poumons présentent les signes les plus abondants d'une congestion passive ; à droite, en arrière : bruits respiratoires plus faibles qu'à gauche, ainsi que les vibrations vocales, mais il n'y a pas d'égophonie.

Sensibilité assez vive à l'épigastre et sous le rebord costal droit. Développement de la glande hépatique; gros intestin très-ballonné.

La matité cardiaque a beaucoup augmenté, surtout sous le sternum et entre le 4e et le 2e cartilage costal droit.

Les notes du cœur gauche sont plus sourdes et plus lointaines ; elles ont perdu leur caractère musical, ce qui indique leur dégradation, et sont rapprochées de hauteur, signe voisin de la dyssystolie.

Mais un signe nouveau, et plus important encore au point de vue du pronostic et de l'évolution finale, c'est l'apparition sous le sternum et un peu à sa droite des deux bruits du cœur droit. Ils sont très-enroués, très-larges, graves et rapprochés de hauteur, caractère que je leur trouve pour la première fois depuis que je les étudie; surtout ils paraissent très-superficiels et comme immédiatement sous la paroi pectorale.

Ces bruits étaient concentrés vers la base du cœur et à son côté droit, sans se propager nulle part, et formant un espace qui sous l'oreille pouvait se délimiter idéalement avec une exactitude presque mathématique, comme l'eût pu faire une minutieuse percussion.

Cet espace représentait quelque chose d'arrondi et faisant une saillie accolée à la circonférence du cœur, sous la forme d'une petite orange. Ce phénomène avait d'autant plus de signification que les bruits du cœur gauche semblaient plus lointains, plus affaiblis et plus étouffés.

Évidemment, c'était le résultat d'un coup de force. La paroi du cœur à sang noir avait cédé sous le poids d'une résistance considérable à ses contractions en un point de sa circonférence, pressée qu'elle était encore par les efforts d'un organe hypertrophié, et ainsi avait surgi une sorte de poche développée aux dépens de son épaisseur. Cela seul peut expliquer le genre d'anomalie survenue et son siége; ce serait un cas moins rare peut-être si l'on voulait suivre avec une consciencieuse attention les bruits du cœur droit qu'il est si facile d'étudier; on en parle beaucoup mais sans les connaître. C'est ici le lieu de faire la part de ce traumatisme qui, préludant par une sorte d'infiniment petit continué en s'ajoutant sans cesse à lui-même, arrive aux proportions les plus formidables. On a voulu voir, dans son évolution si mathématiquement graduée, le résultat d'une action nerveuse, au sujet de laquelle on a fait des théories, avec une prodigalité romanesque. Certainement oui, les nerfs sont partout; leur prédominance agissante a ses entrées dans toutes les phénoménalités organiques ou vitales, mais dans bien des cas cette intervention n'a pas la première place.

Qu'est-ce que le cœur en somme?

Un mouvement constamment en acte, une force autonome qui ne s'infléchit jamais et dont les effets sont calculés avec une admirable précision. Elle agit avec plus ou moins de vitesse ou de vivacité, mais elle agit toujours; il faut qu'elle ne s'arrête pas, sous peine de mourir; et c'est la continuité d'action qui, en accumulant les obstacles, finit par les rendre insurmontables. Tel est le fait dans sa plus grande simplicité. Revenons donc à l'observation de la nature, comme le voulait Monneret.

L'anévrysme, disions-nous précédemment, se développe de dehors en dedans, et ce mode de formation a ses signes propres.

En voici un tout particulier plus ou moins persistant ou passager sur lequel nous avons appelé déjà l'attention : c'est un bruit de surface, *loco dolenti*. Il indique avec quelle mobilité les modifications de substance varient les sensations auditives perçues pendant l'auscultation.

Sara B., 26 ans, servante, mal réglée depuis 2 ans, blonde, pâle, aux gencives décolorées; assez chétive. Oppression en montant; toux à son réveil. Quelques douleurs sous-sternales sans persistance et aussi vers les omoplates.

Elle demande si elle est poitrinaire ou atteinte d'une maladie du cœur.

12 mai 1882. — Pouls saccadé, à ondées prolongées et irrégulières, bruits respiratoires inégaux, faibles ou durs à droite.

Choc du cœur assez actif mais sans oscillations.

Les deux bruits du cœur gauche paraissent clairs, et cependant le premier est très-grave, un *ré;* le second, un *sol;* la tierce physiologique n'existe plus. C'est déjà une présomption.

Ce dernier vacille, il monte ou descend un peu tour à tour. Cela tient à l'inégalité de contraction cardiaque. Quelquefois un petit son aigu s'y mêle, il vient du cœur droit.

Au-dessus du troisième cartilage costal gauche, dans une étendue de 2 centimètres carrés environ, on entend une crépitation intermittente que l'on a dû prendre pour du râle craquant. Mais quand la jeune fille ne respire pas, il existe quand même, à chaque systole cardiaque. Il est d'ailleurs assez rapide; c'est un effet du mouvement d'expansion et de retrait de la tunique artérielle. On ne peut mieux le désigner et le dépeindre que par la sensation auditive qu'il produit : *ta kra.* C'est un bruit parcheminé comme celui d'une feuille de parchemin sec et dur que l'on froisserait de deux coups secs et rapides, puis après : le silence.

21 mai. — Il y a quelques jours, la malade a été surmenée par un déménagement.

Pouls à 100, faible, beaucoup de soif, sommeil et appétit conservés, sécheresse de la gorge.

La pression du stéthoscope sur les carotides développe un bruissement légèrement soufflé; en appuyant fort, le souffle devient aigu et le bruissement disparaît presque; ce qui s'explique aisément. Vers le 3e espace intercostal, on entend un bruit rude accompagnant la diastole cardiaque; c'est l'ancien bruit parcheminé, modifié et se prolongeant plus bas. Il se mêle à la deuxième note du cœur en lui donnant quelque chose de râpeux. Mais si l'on porte l'oreille de plus en plus bas vers la pointe du cœur, cette note s'entend pure, sans mélange bien que légèrement exagérée.

En avant, la respiration est saccadée à gauche, soufflée en un point de la largeur d'une pièce de 5 fr. vers l'omoplate droite. Pas de crachats sanguins.

Les urines sont pâles, claires et non albumineuses. « L'aortite accompagne souvent les grandes phlegmasies thoraciques dans lesquelles l'inflammation de l'artère semble avoir été puisée. » De même que cette inflammation réagit sur les tissus voisins pour les frapper à leur tour.

Il faut donc prendre bonne note du signe que nous indiquons. C'est un symptôme prémonitoire qui devance, sans doute, considérablement l'apparition de l'anévrysme, mais nul doute qu'il n'en indique l'origine : la périartérite.

Nous avons observé la même sensation auditive chez un vieux cordonnier. Partie des environs du cœur, elle s'est élevée vers la crosse, puis abaissée dans l'aorte descendante jusqu'à venir, après 14 mois, se faire entendre dans la région ombilicale, laissant la partie du vaisseau derrière elle à peu près silencieuse. Un poumon, le gauche, croyons-nous, cessa de respirer, fut comme atrophié et il survint des oppressions nocturnes atroces.

Nous finirons par rapporter l'observation d'une malade que nous pûmes suivre pendant plusieurs années. Elle confirme surtout cette prolongation du bruit systolique vers les clavicules comme signe de l'aortite et le ressaut de la colonne sanguine à son retour. Nous l'abrégerons autant que possible, craignant d'abuser de l'attention du lecteur.

Nous disons : nos lecteurs. En avons-nous beaucoup ? Nous l'ignorons. Ce que nous savons, c'est qu'il en est de bienveillants, et d'autres hostiles, enclins à la conspiration du silence. Ces derniers ont formulé contre notre méthode un jugement bref, sorte d'exécution sommaire : C'est ridicule ! Le mot est bien trouvé ; le ridicule tue, dit-on, dans notre pays. Mais c'est à savoir ici de quel côté il se trouve. Ce mot dans la bouche de nos adversaires est presque une forfaiture. Ces fils de l'expérimentation mentent au principe qui les a fait naître et dominer. Vous voulez de la précision et de l'absolu ? Eh bien, voici ce que nous vous apportons : de la géométrie et des mathématiques, des surfaces et des nombres. Employez-les donc, employez-les de manière à rendre jaloux celui qui vous les offre. C'est le seul but de ses efforts.

Mlle X., repasseuse, 32 ans, grande et fortement développée, lymphatique. Bien réglée, ayant toujours eu une bonne santé, née d'une mère atteinte d'une maladie de cœur à l'époque de sa ménopause, vient se plaindre (9 janvier 1877) d'un peu de toux, de douleurs depuis 6 semaines dans les parties supérieures du thorax, surtout sous les clavicules, d'une soif très-intense, d'un mauvais sommeil.

Visage pâle, yeux brillants, gencives rouges et turgescentes. Pouls large à 80. Rien à noter dans les bruits respiratoires qui sont passables.

Sous la clavicule droite, coup sec comme un coup de marteau à chaque diastole; le même coup sous la clavicule gauche, mais avec une intensité extraordinaire; ce son diastolique, ainsi frappé, est un *la;* il est précédé d'un bruit analogue à la prononciation de la lettre *r*.

La note systolique, très-faible et sèche, est un *fa,* accompagné d'un très-léger bruit de souffle au-dessus du sein et allant vers l'aisselle.

En arrière, vers la moitié supérieure de l'omoplate dans toute sa largeur, souffle aspiratif au premier temps. Région abdominale dans un état de régularité complète.

Prescription : Beaucoup de lait, pilules aloétiques; iodure de potassium, 2 grammes (1).

30 janvier. — Pouls à 65, toujours fort, soif diminuée, nuits meilleures. 30 centigrammes de tanin tous les soirs.

5 mars. — Douleurs sous-claviculaires moindres, mais toujours de l'oppression au haut du sternum, c'est quelque chose de gênant dont elle s'étonne beaucoup. La note systolique est accompagnée d'un bruit de frottement doux vers le troisième cartilage costal gauche, et un peu en dedans; se couche mieux du côté du cœur.

9 avril. — Se trouve améliorée de toutes façons; elle monte facilement les étages et ne souffre plus de la poitrine. Même traitement.

23 avril. — A pris froid il y a quelques jours et tousse beaucoup. L'épigastre la gêne; il est douloureux à la percussion. Sonorité thoracique moins bonne; respiration prolongée et rude. Le choc aortique frappe toujours fort sous la clavicule droite; beaucoup atténué au côté opposé. Dans la fosse sus-épineuse gauche, le souffle aspiratif s'est modifié; il représente le bruit que peut faire la prononciation des lettres suivantes : *ziezizi;* il paraît plus lointain parce que, peut-être, il est plus faible, ou moins rapproché de l'oreille. 10 ventouses chaque 5 jours à la base du thorax.

7 mai. — Le pouls faiblit et devient inégal, mais le même aux deux radiales. Le bruit diastolique, sec et plus sourd qu'autrefois, s'entend partout, même à la région ombilicale. — Poudre de

(1) Nous avons toujours regretté de n'avoir pas employé les émissions sanguines C'était le cas, bien que déjà fort avancé.

digitale matin et soir, quelques gouttes noires anglaises pour la nuit.

25 mai. — S'étant bien trouvée de la digitale, elle en a forcé la dose, d'où un malaise général, et dans la poitrine pendant longtemps.

12 juin. — La respiration offre à gauche un bruit d'expiration prolongée plus marqué et plus étendu. Le second bruit du cœur devient comme raboteux, toujours accompagné d'un frottement qui semble appartenir au mouvement de la paroi aortique. (Granules ferro-sulfureux.)

16 septembre. — La malade, satisfaite de son état général depuis six semaines, vient se plaindre d'une oppression excessive au haut du sternum. En effet, en ce point, on perçoit une impulsion très-forte qui semble soulever la portion supérieure de cet os, de même dans la fosse sus-claviculaire et à la carotide droites. Le stéthoscope placé sur cette artère, au-devant de laquelle se trouve un ganglion de la grosseur d'une amande, ne fait pas entendre de souffle mais le bruit diastolique.

Ce bruit, que nous observons toujours avec beaucoup d'attention, est un *mi;* il est descendu de quatre notes, il est très-clair, et il ressemble à un lapement, ce qui tient à l'amincissement de la valvule étirée (?).

Le premier bruit, assez distinct, cette fois, près du sternum, est un *do* au lieu du *fa,* le 9 janvier 1877; il est très-court et comme étouffé, le claquement n'est pas complet. Cette descente des deux notes, de la même quantité, par une sorte de synergie, est un fait très-intéressant, encore inexplicable et qui se produit dans la grande majorité des cas.

En arrière à gauche, la respiration est saccadée et fortement puérile à l'inspiration et à l'expiration.

Au sommet, comme nous l'avons indiqué déjà, toujours ce bruit qui mériterait d'être décrit dans les termes les plus expressifs (1). C'est une filée d'une portion d'ondée sanguine, aussitôt la systole commencée, et qui trisse en produisant une sensation auditive représentée très-bien par les mots suivants :

Bzimmmmm. . . top.

Cette sensation s'élargit en montant et forme un *crescendo* qui devient *moriendo* en finissant et terminé par le claquement sigmoïde qui le coupe brusquement.

(1) Adressée à nos confrères de Nancy, elle a refusé

Cela indique évidemment une poche anévrysmale considérable et irrégulière, peut-être celle d'un anévrysme disséquant.

15 octobre. — Le second bruit du cœur, plus sec et plus court, retentit dans toute la partie antérieure du thorax et ne représente aucune note; il cesse de fournir des vibrations musicales. Il s'accompagne d'un bruit que l'on peut comparer à la prononciation des deux lettres suivantes *rt*, et dû au double mouvement de la paroi aortique.

1er février 1879. — Même état, seulement le tiers inférieur du poumon gauche devient presque imperméable à l'air.

Le pouls est fort, ample, régulier.

S'est fatiguée beaucoup par son travail. Ferrugineux.

22 avril. — Mauvais sommeil, toux depuis quelques jours. Douleurs vers les dernières côtes, dans la région de la ligne axillaire. Les bruits du cœur s'y entendent très-bien et sa pointe dévie à gauche et en bas. La main appliquée sur la région cardiaque ne perçoit que quelques petits battements faibles et fugitifs. Il survient donc ce qu'Alvarenga appelle aristocardie.

Pouls mal filé, à 100. Ventouses sèches; opiacés.

18 mai. — Se plaint d'une douleur toujours vive au-dessous de l'hypocondre gauche; la pointe du cœur est très-abaissée au-dessus de la région rénale (1).

Cet organe doit être d'un volume énorme; sa sonorité retentit par toute la poitrine. Vers son centre abaissé, il se fait un bruissement lointain entre le premier et le second bruit; c'est le passage du sang du cœur dans l'aorte. Le pouls conserve sa régularité, mais à la radiale, il *nous paraît en retard sur la systole.* Dans la fosse sus-épineuse gauche, on entend faiblement et dans le lointain le bruit de trisse qui, depuis un mois, tendait à disparaître.

Comme on le voit, la séméiologie anévrysmale offre des traits aussi multipliés que divers; ils abondent même, si l'on veut les considérer en bloc. Ils sont échelonnés à différentes périodes, se succèdant les uns aux autres, emboîtés dans une sorte de génération fatale qui les fait apparaître chacun en leur temps. De là leur rareté apparente et l'obscurité de leur certitude. Ils ne vont, en quelque sorte, qu'un à un. Mais on a su les suivre et les ras-

(1) Nous avons fait demander de ses nouvelles :

15 *février* 1883. — Elle s'est beaucoup reposee. Elle marche et monte plus facilement. Mais un exces de travail, une emotion, une peine morale, la jettent dans un delabrement extrême

sembler et mettre dans une pleine lumière leur expression finale, laquelle confirme les antécédents. Cela suffit, l'anévrysme de l'aorte échappera moins longtemps aux investigations minutieuses, il y aura moins loin du soupçon à l'affirmation. Ce sera un résultat heureux, car véritablement la maladie abonde. Toute autre déduction serait superflue. Les corollaires se tirent facilement des faits rapportés, on peut donc nous dispenser d'en faire l'énumération. D'ailleurs, nous avons hâte de finir notre tâche; inutile de la poursuivre plus loin. Depuis huit années que nous y restons fidèles, nous n'avons rien donné d'hypothétique, fuyant même le rationnel et le vraisemblable. Les expériences faites seront sûrement répétées quand on le voudra. On n'y ajoutera beaucoup, il faut l'espérer. Alors elles formeront un chapitre nouveau dans les matières de l'enseignement, dans la physique médicale, cette branche trop inexplorée de nos études, et ce ne sera pas le chapitre le moins intéressant. Sans doute, il faut se défier des nouveautés et même les fuir, elles ne sont nulle part plus dangereuses qu'en médecine. Mais lorsqu'elles se sont soumises à cette règle de précision et d'absolu qui gouverne la science, il n'y a plus qu'à leur ouvrir la porte, à deux battants; elles représentent une vérité. Il siérait mal qu'on lui fît faire antichambre trop longtemps, pour qu'elle s'en retournât la moquerie sur les lèvres, répétant ce vers d'un proscrit :

Barbarus ego sum quia non intelligor illis.

Nancy, imprimerie Berger-Levrault et Cie.

www.ingramcontent.com/pod-product-compliance
Ingram Content Group UK Ltd.
Pitfield, Milton Keynes, MK11 3LW, UK
UKHW020958220726
13924UKWH00002B/766